李氏

手法正骨复位三百年

手摸心会　巧生于内　手随心转

法从手出　理顺经络　正骨复位

李维洲 ◎ 著

兰州大学出版社

LANZHOU UNIVERSITY PRESS

图书在版编目（CIP）数据

李氏手法正骨复位三百年 / 李维洲著. -- 兰州 ：
兰州大学出版社，2021.6
ISBN 978-7-311-06002-2

Ⅰ．①李⋯ Ⅱ．①李⋯ Ⅲ．①正骨疗法 Ⅳ.
①R274.2

中国版本图书馆CIP数据核字(2021)第114729号

责任编辑　佟玉梅
封面设计　曲　丹

书　　名　李氏手法正骨复位三百年
作　　者　李维洲　著
出版发行　兰州大学出版社　（地址:兰州市天水南路222号　730000）
电　　话　0931-8912613(总编办公室)　0931-8617156(营销中心)
　　　　　0931-8914298(读者服务部)
网　　址　http://press.lzu.edu.cn
电子信箱　press@lzu.edu.cn
印　　刷　甘肃日报报业集团有限责任公司印务分公司
开　　本　710 mm×1020 mm　1/16
印　　张　15.75(插页8)
字　　数　235千
版　　次　2021年6月第1版
印　　次　2021年6月第1次印刷
书　　号　ISBN 978-7-311-06002-2
定　　价　60.00元

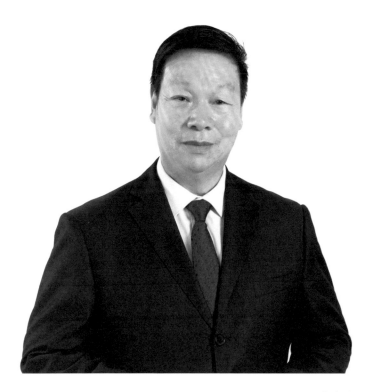

作者像

关于作者

　　李维洲，甘肃永靖人。1977年毕业于兰州医学院医疗系。大学本科学历，副主任医师，中医高级按摩师。李氏手法正骨复位传承人。曾任永靖县卫生局副局长、永靖县人民医院副院长（正科）、永靖县妇幼保健医院院长，现任甘肃省推拿按摩专业委员会副主任。2018年荣登《中国社区医师》杂志封面人物，2019年受邀为兰州电视台《名医访谈》栏目特邀嘉宾。

　　自幼跟随父亲学习中医及李氏手法正骨复位疗法的知识和技能。大学毕业后，从事中医手法正骨复位治疗及李氏手法正骨复位疗法的理论研究和临床诊治工作。在吸取名家精华的同时，对传统"李氏手法正骨复位疗法"从理论上进行了全面、系统的整理与总结，并在实践中对"李氏手法"进行了扬弃，既继承了"李氏手法正骨复位疗法"的精髓，又对传统的"李氏手法正骨复位疗法"进行了修正，使"李氏手法正骨复位疗法"第一次有了明确的医学理论依据。曾在国际、国内发表学术论文20余篇。

　　2003 年，在甘肃科学技术出版社出版了医学专著《软组织损伤手法治疗》，并获永靖县人民政府"科技进步奖"。2009 年 8 月，被录入中共永靖县委党史研究室编撰的《永靖县人物风采录》。2010 年 7 月，被中国医药卫生理事会暨中华医学发展创新促进会授予"中国医学自主创新与民间诊疗技术特别贡献奖"。2011 年 1 月，被中国医学临床技术新进展大会暨全国优秀医学专家学者学术成果总结交流会授予"诊疗技术创新奖"。2012 年 1 月，"永靖李氏正骨复位疗法"被永靖县人民政府列入县级非物质文化遗产名录。2014 年 12 月，荣获"甘肃医师奖"。2018 年 8 月，荣获"第十一届中国医师奖"，在北京人民大会堂参加了首个中国医师节暨第十一届中国医师奖颁奖大会。2021 年 5 月，"永靖李氏正骨复位疗法"被列为临夏回族自治州第五批非物质文化遗产保护项目，李维洲被列为临夏回族自治州非物质文化遗产保护项目代表性传承人。

　　四十多年来，治疗来自中国各地以及美国、澳大利亚和俄罗斯等国内外患者 22 余万人次，临床治愈率达到了 95% 以上。被健康报网、《中国社区医师杂志》《甘肃日报》《兰州晚报》及甘肃卫视、兰州电视台、甘肃人民广播电台等权威媒体进行了专题报道，并给予高度赞扬。

前　言

　　甘肃永靖地处陇原中部，历史悠久，文化昌明。甘肃是中医的发源地之一，中医学术源远流长，历经几千年，名医辈出，典籍垂青。

　　黄河，是中华民族的母亲河，从青藏高原汇聚涓涓清流，蜿蜒流淌，滋养着两岸勤劳勇敢的炎黄子孙。永靖儿女世代生活在黄河中上游，千百年来繁衍生息，留下来许多非物质文化遗产，见证了永靖人民的聪明智慧和无限的创造力。

　　我的祖先，于明洪武二年迁徙至本地。他们弘扬、传承了李氏手法，历经三百年的不断锤炼，成为陇上"一枝独秀"。春去秋来，时光荏苒，为发扬光大、传承保护祖先的经验及绝技，特撰写此书。

　　本书以弘扬伤科学术、振兴中医事业为宗旨，以传承和保护李氏手法为目的，在收集、整理祖辈医技的同时，注重李氏手法正骨复位疗法的起源探究以及临床应用，突出了临床的真实性、实用性。

　　本书共分五章，内容涵盖李氏手法正骨复位疗法简况、诊断方法、中药治疗、基本手法及技术要求、适应证等方面。在编写上，力求重点突出，简明扼要，古今结合，中西医并举，同时运用了现代的检查手段，图文并茂，通俗易懂。

本书作为非物质文化遗产的医学著作，既是对传统医学的传承和弘扬，也可为现代医学工作者尤其是按摩界的同仁提供有益的借鉴和帮助。由于专业水平有限，疏忽错漏、失误错讹恐难避免，恳切希望广大读者提出宝贵意见。

编　者

目　录

第一章
李氏手法正骨复位疗法简况

第一节　李氏手法正骨复位疗法的历史渊源

李氏手法正骨复位疗法是研究防治人体皮肉、筋骨、气血、脏腑经络损伤与疾患的一门技术。在古代属"折疡"等范畴。历史上本科有"金疡""接骨""正骨""伤科"等不同称谓。李氏手法正骨复位疗法历史悠久，是在与外伤疾患长期斗争中创造和发展起来的，并形成了丰富的理论体系。

在祖国的传统医学中，相对而言，骨伤科是一个不受重视的领域，这是有历史原因的。千百年来，骨伤科在统治阶层很难有施展的机会，它主要是在劳苦大众与伤病做斗争的漫长过程中发展起来的。进行各种体力劳动的穷苦百姓，跌打损伤时有发生，他们在治伤实践中积累了丰富的经验，特别是那些生活在崇山峻岭里的村民，往往成为伤科默默无闻的开拓者。或许是这个原因，劳苦大众的伤科经验很少通过著述传世，大多采取口传身授的方式而逐代继承下来，致使祖国浩瀚的医学典籍中，属骨伤科方面的书籍仅有《仙授理伤续断方》《外伤金镜录》和《正体内要》《伤科方书》《江氏伤科学》等寥寥数种。

在古代使用冷兵器格斗的战斗中，不流血的内伤很多，伤筋断骨者需要治疗，因此将士们也需要骨伤科治疗。

祖国医学是劳动人民的智慧，它是祖国的瑰宝，其理论和方法已经融入人们的生活方式和民俗之中，但目前确实面临着消失的危险。近百年来，传统文化式微，科学主义扩张，西医冲击和中医教育西化等，导致中医在一定程度上出现了生存危机。主要表现在中医最具特色的生命观、方法论、思维方式，在目前的中医教育、科研和临床实践中得不到传承与发扬。审证求因、辨证论治这些中医的灵魂没有了，越来越多的中医院不姓"中"了，中医中药可有可无，"中医"两字成了装点门面的敲门砖。学术界热衷于以现代科技研究中医药，忽视了对中医经典著作、学术经验、单方秘方乃至中医思想的研究。中医院除了中医、针灸、推拿等科目外，其他技术无人问津，中药有丸、散、膏、丹等几十种剂型，中医在医、教、研、药等方面都以西医模式为标准，不是同一科学体系的标准，必然对中医造成了巨大的束缚，加之政策管理等方面的问题，导致中医阵地不断缩小。同时，存在人才外流的情况。通常有两种：一是出国，二是流向西医。人才的流失和异化，学术的西化给中医敲响了警钟，保护、传承与振兴中医，形式迫在眉睫。永靖县李氏手法正骨复位疗法也是如此，传承了近三百年，在民间诊治骨伤科疾病中发挥了不可替代的作用。这一疗法得到了临夏回族自治州人民政府的高度重视，将"永靖李氏手法正骨复位疗法"列入临夏回族自治州第五批非物质文化遗产名录加以保护，并开发应用。

第二节　李氏正骨复位疗法的传承谱系

一、第一代创始人——李皓鹏

李皓鹏，字镜堂，生于乾隆二十五年（1760）农历八月初二日。李氏正骨复位疗法创始人。少时勤学苦练，博览群书被视为饱学之士。知书达理，孝敬父母，懂得孝德之始，悌德之序，信德之厚，忠德之正。父母为天，知恩图报，做事严谨，做人厚道，关爱手足，以情维系。邻里间处事融洽，小事不计较，大事先商计，互助团结。主事决断，慨然有大人风度，尊族睦族；倘若听到邻里有事，从不推辞。成年后选为族长，胸怀豁达，乐善好施，处事公允。热心公益事业，带头集资购买木料，组织能工巧匠在家乡重修吧咪山寺庙、山神庙、土地庙、向青寺，修建总庙、祖师殿和文昌阁。

乾隆年间，一位云游道人行至吧咪山时，因感染疾病，瘫卧于荒山野岭，他听闻后，便组织乡邻将其抬回家中，给予热心的关怀和精心的诊治。约两个月后，云游道人病愈恢复。为报答救命之恩，遂将自己一生精研的正骨复位绝技传授与他。李皓鹏在认真研习云游道人所传授的正骨复位绝技基础上，结合实际，反复演练，吸取精华，吐故纳新，逐渐形成了一套正骨复位骨伤科疾病的疗法。

二、第二代传承人——李子韫

李子韫，字香山，生于嘉庆元年（1796年）十月初一日。天赋异禀，天资聪慧，年甫六龄即从父学四书五经，读史书过目不忘。君子之修身，内正其心，外正气容，谦虚谨慎。凡遇长者，谦恭礼让，恂恂以礼，为人和善，邻里交口称赞。身为族长，以族人为重，济困救贫，贴心为民，得到众人称赞。

李子韫少时随父学医，专心致志，《内经》《伤寒》等名著倒背如流。他对其父创立的正骨复位疗法进行了扬弃，使正骨复位疗法更加体现出传统中医治疗骨伤科疾病的理论精髓。由于他医术精湛，每天前来就诊的人络绎不绝，到深夜病人都看不完，甚至十里八乡的乡亲们也来求医，真是名扬四方。他在近六十年的行医生涯中，用传统的中医学，守护了一方百姓的身体安康，深受当地百姓的爱戴和拥护。他以父亲为榜样，对病人无私关爱；他继承了父亲的优良品德，坚守医为仁人之术、必具仁人之心，为父老乡亲的健康尽自己的一份力。一把草药、一根银针、一双手、两只脚，跋山涉水，用精湛的医术和高尚的医德赢得了乡亲们的信赖。

三、第三代传承人——李秀春

李秀春，曾用名恩庆，字祝三，生于道光二十一年（1841）二月初二日，卒于光绪二十九年（1903）三月初三日。天资颖悟，赋性忠良，处事端方，学富五车，以明经科入世，位居知府。据《凉州志》载，清政府新疆伊犁任知府多年，因官场混乱，关系复杂，致其身心俱疲而辞官回乡，他廉洁公正，热爱公益事业，慈心为民，正是蕴藏无尽之热力，心藏情义最深沉，融融燃起之炬火，犹如浩浩之春风。据《吧咪山志》载，他热心乡里民情民俗及村庄的公益活动，为活跃民间事务做了大量工作。据《永靖教育志》载，光绪七年（1881）在其故里塔什堡创办丰乐私塾，造福桑梓。继后，又在大川宏开绛帐，传授学业，门徒济济盈堂，为当地培养了许多有用之才，为永靖的教育事业做出很大的贡献。同时，在塔什堡村和太极镇孔寺村开诊所两处，为当地老百姓看病祛疾。不论是他的学生，还是经他治疗过的患者，都称他为太极川之儒宗、西丰里之夫子、兰州后山之华佗。他继承祖业、传承家风，是李氏子孙学习之典范。

四、第四代传承人——李世栋

李世栋，生于光绪九年（1883）六月十七日，卒于"民国"三十二年（1943）十二月十一日。贡生。出生书香门第，天资聪慧，学识渊博。继承先祖之优良德行，勤勤恳恳，百倍努力，置地扩铺，家资殷实。开药铺悬壶济世，办学堂造福桑梓，当堡长服务民众，治家庭善教有方。

李世栋一生敬儒尊儒，传承弘扬儒家文化思想，非常注重礼仪，常以《礼记》中的"夫礼者，自卑而尊人""富贵而知好礼，则不骄不淫；贫贱而知好礼，则志不慑"为标准，严格要求自己和家人。按照礼的要求，在交往行为中，人首先应该自我谦卑，以谦卑之心、谦卑之礼尊敬他人。他秉承中医传统，在养德的同时注重养生。他遵从《黄帝内经》"恬淡虚无，真气从之，精神内守，病安从来"，倡导养生应注重精神保养，提倡运动能够强身健体，增强意志，增强免疫力。

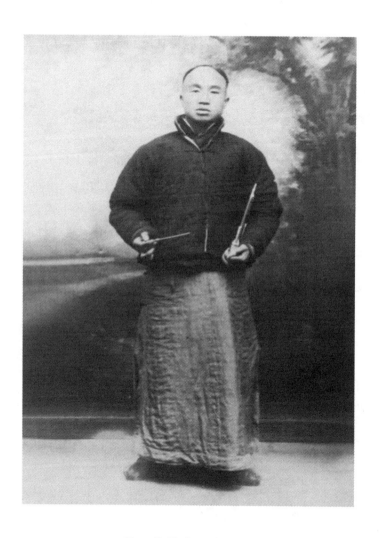

第四代传人　李世栋

李世栋热心民众民俗之事，据《吧咪山志》记载，"民国"二十五年至二十九年，曾多次组织乡民并出资，重修祖师殿、百子宫、土地庙、向青寺等。他仁慈博爱，慷慨仗义，德馨乡里，是李氏后代学习的楷模。

从这些简单的记载中，便可以窥见他的行医之术和处世之道。他告诫后人"绍箕裘，子承父业；恢先绪，子振家声。""水之源深者，流派必长；木之固本者，枝叶必茂；人之积善者，子孙必昌"。其后辈未辜负先辈的族训，根深叶茂、人丁兴旺、家境富足、人才辈出、后继有人。

五、第五代传承人——李逢沧

李逢沧，生于"民国"三年（1914），卒于1972年。庠生。由于受到良好的家庭教育，有文化、明事理，谦虚谨慎，平易近人。

在童年时代，他跟随父亲学习中医，是一位医德双馨的郎中。在堂屋板柜里放满了书籍，大部分是医学书。他喜爱读书，不论走到哪里都把书带到哪里。有时候看起书来把身边所有事情都忘了；看书时不论身边发生什么事情，他都沉浸在中医的世界里浑然不觉。在药房中摆放着中药柜，每个格子都装满了中药，有当归、黄芪、骨碎补、千年健等，还有针灸、拔罐要用的东西。他系统掌握了中医辨证和理法方药，辨证施治。他擅长中医骨伤科，在诊治过程中坚持中医治疗法则，一方面针对病症类别因病施治，采用治本之法，着眼于解决病变的主要矛盾；另一方面，着眼于解决病人的主要痛苦，例如利水清肺，舒筋通络等，采用治标之法达到了良好的效果。在漫长的行医过程中，他总结了丰富经验，做到了手到病除。

六、第六代传承人——李维洲

李维洲，生于1952年。"李氏正骨复位疗法"第六代传承人。毕业于兰州医学院医疗系，本科学历，副主任医师，高级按摩师，甘肃省中医药学会会员，甘肃省推拿按摩专业委员会副主任委员，临夏回族自治州第四批非遗保护项目代表性传承人。

自大学毕业至今，李维洲行医四十余年，不忘从医初心，牢记医师使命，以满腔的热情为广大病患者服务。特别是经过多年的理论研究和临床实践，"李氏正骨复位疗法"取得了跨越式的发展，成为一种治疗骨伤科疾病行之有效的方法，为当地群众诊治骨伤科疾病，受到病患者的青睐和赞赏。截至2021年，"李氏正骨复位疗法"已接诊了来自中国各地以及美国、澳大利亚和俄罗斯等国内外患者20余万人次，临床治愈率在95%以上，得到了广大患者的好评与认可，在西北地区乃至全国都有一定的知名度。

七、第七代传承人——李莉

李莉，生于1979年1月，毕业于北京师范大学，中共党员，博士研究生，副教授、硕士生导师，西北师范大学外语学院副院长，莫斯科罗蒙诺索夫国立大学访问学者。永靖县非物质文化遗产代表性传承人，主要系统学习了《手法复位治疗腰椎间盘突出症106例》《手法复位治颈椎病630例疗效观察分析》《手法复位治疗肩周炎325例的疗效观察》《手法复位治疗臀上皮神经损伤530例》《手法复位治疗梨状肌损伤330例》《软组织损伤手法治疗》等理论知识和"李氏手法正骨复位疗法"中的手法和中药熏蒸等临床知识。

受到祖传的正骨复位疗法的熏陶，加之父母亲均为医生，从小耳濡目染，酷爱中医，擅长用中医疗法为病人调理身体、辨证施治，利用业余时间阅读了大量中医学书籍，目前已能够诊断和治疗常见的骨伤科疾病。

八、第七代传承人——李玲玲

李玲玲，生于1986年，中共党员，大学本科学历，初级教师。现为永靖县太极幼儿园园长，永靖县非物质文化遗产传承人。曾荣获临夏回族自治州"骨干教师""优秀教育者""优秀园长"，永靖县"优秀教师""优秀园长""优秀党务工作者""优秀中共党员"。获得临夏回族自治州教学技能大赛评委教师资格；临夏回族自治州特岗面试考官，省级普通话测试员。多篇论文及课件在省、州获奖。

李玲玲是一位医学爱好者，经常利用业余时间参与推拿按摩工作，已达到初级水平。

九、第七代传承人——李静

李静，生于1988年，中共党员，西北民族大学临床医学专业毕业，主治医师。永靖县级非物质文化遗产传承人。现在永靖县人民医院工作，在做好本职工作的同时，全面学习中医基础知识和骨伤科专业知识，加强对推拿按摩的技能训练，并在甘肃省中医药大学推拿按摩专业研修一年，考取了甘肃省人力资源和社会保障厅颁发的《中级按摩师资格证》。

业余时间在李维洲中医腰椎间盘突出专科诊所从事复位正骨及按摩理疗等工作，已有一定的从业经验和治疗基础。

第三节　李氏手法正骨复位疗法的治疗方法

"李氏手法正骨复位疗法"以中国传统医学的伤科正骨、推拿法按摩为基础，用手法纠正全身各关节及其肌肉、肌腱、韧带、骨膜、筋膜、血管等软组织的急慢性损伤，调整生理功能，分离组织粘连，促进局部血液循环，消除无菌性炎症，解除肌肉痉挛，使症状消失或缓解的治疗方法。

"李氏手法正骨复位疗法"由手法正骨复位和中药熏蒸两部分组成。

一、手法正骨复位

手法正骨复位包括：摸法（彩图1）、捏法（彩图5）、扳法（彩图6）、拨法（彩图2）、按法（彩图3）、㨰法（彩图7）、理法（彩图4）。

（一）摸法

它是施行手法的前提，医者必须在头脑中构成一个伤患内部的立体形象，做到"知其体相，识其部位，机触于外，巧生于内，手随心转，手摸心会，法从手出"。在患处仔细触摸，判断骨断、骨碎、骨歪、骨整、骨软、骨硬、筋强、筋柔、筋歪、筋正、筋断、筋走、筋粗、筋翻、筋寒、筋热等诸征，了解骨折部位情况或整复结果，了解骨关节错位、肌肉韧带损伤的轻重程度及修复情况。

（二）捏法

用拇指和其他手指在施术部位做对称性的挤压，称为捏法。捏法操作简单，容易掌握，但要求拇指与余指具有强劲持久的对合力，所以需要长期练习。捏法可单手操作，亦可双手同时操作。因拇指与余指配合的多寡而有三指捏法、五指捏法等。

（三）扳法

使关节做被动的扳动，称为扳法。扳法应用于关节，使关节产生伸展、屈曲或旋转等运动形式，且多数情况下为短暂、快速的运动。扳法主要用于颈椎病、落枕、寰枢关节半脱位、肩周炎、腰椎间突出症、脊椎小关节紊乱、四肢关节外伤后功能障碍等疾病。

（四）拨法

用拇指深按于治疗部位，进行单向或往返的拨动，称为拨法，又称指拨法、拨络法等。拨法力量沉实，拨动有力，有较好的止痛和解除粘连的作用。

（五）按法

一般包括拇指按法和掌按法两种，临床应用频度较高。常用的按法主要有单掌按法和双掌按法。

（六）拖法

两端同时用力拉称之为拖，在治疗中两端均衡的牵拉为拖法。视挫伤或错位的方向与程度或轻或重，牵拉受伤关节或挫伤的肌肉，以达到复位的目的。

（七）理法

用手法将损伤的肌肉韧带进行整理或调理，称为理法。理法可以理顺筋络，整复错位，达到活血化瘀，消肿止痛；舒筋活络，解除痉挛；松解粘连，消除狭窄；疏通经络，调和气血的功效。

二、中药熏蒸

中药在骨伤临床应用中非常重要，因为忽然跌、忽然闪挫，气必为之震，震则激则壅，壅则气之周流一身者，忽因所壅而凝聚一处，是气失其所以为气矣。气运乎血，血本随气以周流，气凝则血亦凝矣。气凝在何处，则血亦凝在何处。故跌打损伤疾病的特点是"气滞血瘀"。此种疾病，从发生、发展到过程的终结，都有不同程度的气血阻滞。因此就产生了通气活血法，并成为骨伤科治疗中的一个带普遍性的法则，它贯穿于骨伤科治疗的各个阶段和各个环节中。

在软组织损伤初期，气滞血瘀证候往往十分严重，在这个阶段活血祛瘀为其主要治疗目的，因而产生了活血祛瘀法。如出现不通和止塞，甚至瘀血冲心冲脑等症状，则应通腑逐瘀，有的伤后外邪得以侵袭，而与痹证并存，只用活血祛瘀法，则瘀不化，血不活，痹且不解，故宜用祛痹化瘀双解法。如有肝气郁结者，又必须兼用疏肝化瘀法治疗。由于动则生阳产热，剧烈运动或跌仆重伤，往往产生肝热、心热、血热、体温升高等现象，又必须采取清肝、平肝、凉血法治疗。如有血液外溢和疼痛严重者，则应采取止血法和止痛法。伤势严重，出现神志昏迷，属于闭证者，需要用开窍法；属于脱证者，需要用回阳救逆法，生风痉挛者，需要用熄风镇痉法等。

在软组织损伤中期，红热肿痛、出血等急迫证候解除后，有骨折筋断者，采用接骨续筋法；筋络拘急不舒者，采用舒筋活络法。在中后期，骨软筋弱者，采用强筋壮骨法。

若损伤日久，气血耗散过甚，或体质素弱，正气虚亏者，则用补益气血法，以扶正固本。

跌打损伤常与风、寒、湿、痹并存，此外，骨伤患者如有外感发热或合并其他疾病，均有其相应的治疗法则。

理气活血法、祛瘀血法、接骨续损法、强筋壮骨法、祛痹法、疏肝理气法、舒筋活络法、止血法、止痛法、祛风镇痉法、开窍安神法为常用的中药治疗方法。尤以理气活血法最为常用。

在临床应用中，注重使用理气活血法，即行气活血法，是伤科治疗诸法则中的一个基本法则。它贯穿于伤科治疗的全过程。气血是维持人体正常生命活动的物质，气血必须畅通无阻，川流不息地运行全身，才能发挥其营养和保卫作用。人体的四肢百骸，皮、肉、筋、骨、髓、腑各个大小组织及细微部分，都离不开气血的敷布、充养，否则就会百病丛生，诸病悉出。气和血是互根、互依、互相促进的，"气为血帅""血为气母"，气行则血行，气滞则血瘀，气不到则血亦不到，虽组织微小，一旦缺少气血的充养、保卫，便会产生病变，甚至坏死。因此，气贵乎通，血贵乎活，气通则血活，血活又能促进气的通畅。只有血活，才能除旧生新，生生不息。因此，气和血是相互滋生、相互依存和相互促进的。人之所有者，血与气耳。由此可见，气血通畅，是保持人体正常生理活动的基本条件。

跌打损伤，不论伤轻伤重，有意无意，必动七情，其气必乱、必壅，血亦必随气乱而壅滞。血液因跌打损伤瘀阻停滞，气血的周流也就反常了。哪个部分瘀滞，哪个部分就不易得到气血的充养和保卫。甚者，可影响邻近组织或远端肢体乃至全身，从而变端百出，疾病丛生。

因此，理气活血法是伤科治疗的基本法则，它贯穿在伤科治疗全过程的各个阶段。在损伤初期，气血由于损伤使气滞血阻，不论内治或外疗，都应该采取理气活血法。若已有瘀血，应在理气活血法中，加化瘀行滞之品。在损伤中后期，瘀滞也往往因伤久生痹，因痹而瘀更难除去，因此，在理气活血法中，加去痹化瘀药物，才能收到良好效果。在损伤末期，患者因伤久气血亏损，宜采取补气血法。但是，在组方时，绝不能只是把补气、补血药物拼凑合成，必须辨证论治，采用理气活血法辅助进行。故在后期进行补气血时，应寓补于通，或寓通于补，因人因证，灵活运用，效果才好。

在伤科治疗的各个法则中，也应贯穿这个基本法则。如在活血化瘀法、舒筋活络法、祛痹化瘀法、祛瘀消肿止痛法、疏肝和脾法等中，以及在中后期的接骨续筋法、强筋壮骨法中，也应通补兼用，或补中兼通，或通中兼补。其他如止血法、麻醉止痛法在血止痛减之后，立即采取使气血通畅的各种措施，这样才能收到较好的治疗效果，而不致留下后遗诸症。代表方为当归尾、川红花、川芎、海桐皮、乳香、土茯苓、土三七、木香。其功效为理气活血，祛风散寒，通经止痛。

手法复位疗法治疗软组织损伤，即用手法纠正全身各关节及其肌肉、肌腱、韧带、骨膜、筋膜、血管等软组织的急慢性损伤，调整生理功能，分离组织粘连，促进局部血液循环，消除无菌性炎症。解除肌肉痉挛，使症状消失或缓解，配合中药活血祛瘀、理气活血，气通则血活，通经则止痛。实践证明手法复位在治疗颈椎综合征、腰椎间盘突出症和肌肉及韧带损伤中疗效显著，是值得推广的方法。

三、发病机理

软组织损伤因受到跌、仆、闪、扭、冲撞、姿势不协调引起的闭合性损伤，常在局部软组织发生解剖位置的微细变化，它是一系列临床表现的病理基础。这种解剖位置的微细变化引起局部急性无菌性炎症反应或慢性组织变性、增生与粘连等组织形态学变化，从而导致功能障碍。这类软组织损伤，常发生在全身各关节及其附近的肌肉、肌腱、韧带、骨膜、筋膜、神经、血管等，而尤以颈、肩、腰、臀部多见。在上述组织中某一部分的解剖学位置异常的同时，常常牵涉和波及邻近组织与器官的一系列组织形态学变化及功能障碍。因此，应尽早地发现和纠正软组织损伤部位的解剖学位置的变化，恢复病变部位的原解剖形态，同时治疗无菌性炎症，使病损部位尽快恢复，疾病即可治愈。

例如，腰椎间盘突出症是患椎解剖位置的微细变化破坏了脊柱的正常（或代偿）内外平衡关系，椎间盘髓核突出压迫了神经根，即产生腰腿痛。医生检查时，在患处可触及患椎棘突的偏歪及棘间隙、椎间韧带的病理改变，并且可有压痛、放射痛和腰部功能障碍，髓核突出压迫神经根可造成患肢功能障碍及相应部位的皮肤知觉减退、腱反射改变、肌张力减退、肌肉萎缩等神经性体征。

肌肉损伤时常发生在肌腹和腱腹交界处或骨骼附着处，多可触到局限性肌纤维隆起、弥漫性钝厚或呈条索状变硬、挛缩、弹性变差等变化，同时可伴有压痛或酸胀感。在临床上，以梨状肌及肩背部肌肉受损最多见。

暴力损伤往往可以附带撕下一部分骨质，伤后局部有明显的疼痛及触压痛，伴有肿胀、灼热，严重撕裂可出现局部畸形，产生较重的功能障碍。

任何关节（可动或微动关节）突然发生超出生理范围的活动时，就可能使关节错缝呈半脱位、脱位及其周围的关节盘韧带发生损伤。韧带损伤也分为扭伤和撕裂。韧带扭伤时，局部可表现疼痛、触压痛，严重者可有肿胀。在未撕裂时所附着之关节好似很坚固，仅表现部分功能障碍，俗称"其病在筋，屈不能伸"；韧带撕裂时，多发于韧带中段或可能发生于起止端，造成撕脱骨折或局部骨膜下出血，表现为明显的疼痛、肿胀及触压痛并可触及条索样剥离或弥漫性钝厚，所附之关节失去正常稳固性，可被拉开或松动，被动运动可有异常活动（超出生理范围），并影响生理功能。神经或血管的损伤，在闭合性软组织损伤中，常因不协调的运动牵拉或直接外力，使表浅神经在行径中轻度移位或挫伤，使表浅静脉破裂出血，造成严重疼痛和局部肿胀、灼热及皮下瘀血。

四、诊断

诊断是对软组织损伤除重点了解病史外，医生凭借临床知识和一双手在体表触摸到相应病变软组织或骨突的解剖位置及形态的变化的方法。如脊柱损伤时的棘突偏歪、高隆或凹陷以及相邻棘突间隙的变化等，因受伤部位及相邻组织水肿、瘀血、僵硬、挛缩、增生及疤痕等变化多能在软组织中触到相应的核、块等，把病史、局部体征以及辅助检查结合起来，不但要看到致病因素、机体先天缺陷、临床症状、体征的一面，还要看到机体对抗疾病适应代偿的另一面，进行综合分析，做出较明确的诊断。

第四节 李氏手法正骨复位疗法的治疗效应

由于对发病机理在认识上的提高，在明确诊断的同时准确抓住部位微细解剖位置变化情况，医生可根据各种疾病病理变化的特点和确切的解剖定位，通过轻巧的手法，使病变组织恢复正常的解剖位置和形态，协调了患处内外平衡关系，也可以缓解肌肉痉挛，调节神经反射，促进血液及淋巴循环，增进组织新陈代谢，因而能消肿止痛，使损伤组织迅速修复，使生理功能尽快恢复。在病人不受（或少受）痛苦的情况下，短时间内收到良好效果。手法复位在诊断与治疗上一般均可由医生的一双手来完成,不需要特殊设备,手法轻巧、简便,收效迅速、满意,治疗费用少,适应各类人群,此方法在借鉴了先祖手法的基础上,进一步提高和发展了治疗软组织损伤的技巧,为更多的病患者解除痛苦。

一、手法复位治疗的作用

其作用和机理是分别从中医学和现代医学角度,阐释其手法治疗疾病的医理。长期以来,手法复位治疗的临床应用一直以传统的中医学理论为指导,随着医学的发展,笔者对手法复位的作用和机理有了更进一步的认识。从中医学理论出发,总结了手法治疗复位的作用;从现代医学理论出发,总结了手法复位治疗对人体各个系统的作用机理。

手法复位治疗的主要手段是手法,手法在治疗中起着关键的作用。规范、熟练、适当的手法,并将其操作的方向、频率的快慢、用力的轻重、手法刺激的性质与治疗的部位、穴位以及具体病情、患者体质强弱等相结合,就能发挥调理脏腑、疏经活络、运行气血、理顺筋骨等作用。

(一)调理脏腑

脏腑是化生气血、通调经络、维持人体生命活动的主要器官。手法治疗具有调整脏腑功能的作用。脏腑功能失调后,所产生的病变,通过经络传导反应在外,如出现精神不振、情志异常、食欲改变、两便失调、汗出异常、寒热、疼痛以及肌肉强直等症状,即所谓"有诸内,必形诸外"。手法复位治疗是通过手法刺激相应的体表穴位、痛点,并通过经络的连属与传导作用,对内脏功能进行调节,达到治疗疾病的目的。

(二)疏经活络

经络是人体内经脉和络脉的总称,是人体气血运行的通路,它内属脏腑,外络肢节,通达表里,贯穿上下,像网络一样分布全身,将人体的脏腑组织器官各部分联系成一个统一协调而稳定的有机整体。经络具有"行血气而营阴阳,濡筋骨,利关节"之功能,人体就是依赖它来运行气血,发挥营内卫外的作用,使脏腑之间与四肢百骸保持动态平衡,机体与外界环境协调一致。当经络的正常生理功能发生障碍时,外则皮、肉、筋、脉、骨失养不用,内则五脏不荣,六腑不运,气血失调,不能正常地发挥营内卫外的生理作用,则百病由此而生。

经气是脏腑生理功能的动力，经气的盛衰，直接反映了脏腑功能的强弱，手法作用于体表的经络穴位上，可引起局部经络反应，起到激发和调整经气的作用，并通过经络影响到所连属的脏腑、组织、肢节的功能活动，以调节机体的生理、病理状况，达到百脉疏通，五脏安和，使人体恢复正常生理功能的目的。经络包含经脉、络脉、经筋和皮部，因此，疏通经络的作用意义非常广泛，在临床疾病的治疗作用中均有体现。如风、寒、湿邪侵入人体，阻塞经络，则产生肌肉酸痛，通过手法治疗使风寒湿邪外达，经络疏通而痛消。说明手法治疗具有疏通经络的作用。

（三）运行气血

气血是构成人体和维持人体生命活动的基本物质，是脏腑、经络、组织器官进行生理活动的基础。"血"具有营养和滋润作用，气血周流全身运行不息，促进人体的生长发育和新陈代谢。人体一切疾病的发生、发展无不与气血相关，气血调和能使阳气温煦、阴精滋养；气血失和则皮肉筋骨、五脏六腑均失去濡养，以致脏腑组织等人体正常的功能活动发生异常，从而产生一系列的病理变化。手法复位治疗具有调和气血、促进气血运行的作用。通过手法的直接作用，推动气血循行，活血化瘀。手法复位治疗对气血运行的促进作用，是通过手法对体表经穴部位的直接刺激而使局部的毛细血管扩张，肌肉血管的痉挛缓解或消除，经脉通畅，血液循环加快，瘀血消除等来实现的。

（四）理顺筋骨

中医学中所说的筋，又称经筋，是指与骨相连的肌筋组织，类似于现代解剖学的四肢和躯干部位的软组织，如肌肉、肌腱、筋膜、韧带、关节盘、腱鞘、滑液囊、椎间盘、关节软骨盘等软组织。因各种原因造成的有关软组织损伤，统称为筋伤或伤筋。筋伤后，由筋而连属的骨所构成的关节，亦必然受到不同程度的影响，产生"筋出槽、骨错缝"等有关组织解剖位置异常的一系列病理变化，出现诸如小关节紊乱，肌腱滑脱，不全脱位，关节错缝，椎间盘突出，肌肉或韧带、筋膜等部分纤维撕裂等病症，目前对这些病症的治疗，有赖于手法。筋伤后，通过医生认真检查，从压痛点、形态、位置变化等，可以了解损伤的部位、性质。做到"以手扪之，自悉其情"，掌握筋歪、筋断、筋翻、筋转、筋走等各种病理变化。

肌肉、肌腱、韧带完全断裂者，须用手术缝合才能重建，但部分断裂者则可使用适当的按、揉、推、擦等手法理筋，将断裂的组织抚顺理直，然后适当加以固定，这样可使疼痛减轻并有利于断端的生长吻合。肌腱滑脱者，在疼痛部位能触摸到条索样隆起，关节活动严重障碍，若治疗不当，可转化为肌腱炎，产生粘连。为此，须及时使用弹拨或推扳手法使其恢复正常。

关节内软骨板损伤者，往往表现为软骨板的破裂或移位，以致出现关节交锁不能活动或肢体活动困难。通过适当的手法可使移位嵌顿的软骨板回纳，解除关节的交锁，疼痛明显减轻。腰椎间盘突出症患者，由于突出物对神经根的压迫，继发无菌性炎症，可见腰痛与下肢坐骨神经放射痛，致腰部活动受限，行走不便。通常运用适当的手法，例如捏法、扳法、拨法、按法、㧟法、理法等，可消除无菌性炎症，改变突出物与神经根的位置关系，从而解除或减轻突出物对神经根的压迫，使疼痛减轻或消除。

脊柱后关节紊乱患者，棘突常偏向一侧，关节突关节间隙常有宽窄改变，致关节盘及邻近的韧带因受牵拉而损伤，运用脊椎扳法复位和纠正关节错位等，可整复其紊乱。

骶髂关节错位者，因关节排列紊乱，关节滑膜受到嵌顿挤压及局部软组织受到牵拉，继发无菌性炎症而出现骶髂部剧烈疼痛并可伴有丛性坐骨神经痛，可用理法将粘连犁状肌分开，坐骨神经疼痛便减轻或消失。

总之，对筋伤和骨缝错位、紊乱等，可以通过手法的作用进行理筋整复，纠正解剖位置的异常，使各种组织各守其位，才能有利于软组织痉挛的缓解和关节功能的恢复。由此可见，理筋整复可使经络关节通顺，从而达到治疗目的。

二、手法治疗的作用机理

据学者研究表明，手法治疗是通过手法作用于人体体表的经络、穴位、特定部位，以调节机体的生理、病理状况来达到治病目的。各种手法从表面上看是一种机械性力的刺激，但熟练而高超的手法便产生了"功"，这种"功"是医生根据具体病情，运用各种手法技巧而操作的。一方面直接在人体起着局部治疗作用；另一方面还可以转换成各种不同的能量和信息，通过神经、体液等系统，对人体的神经、循环、消化、泌尿、免疫、内分泌、运动等系统及镇痛机制都有一定的影响，从而治疗不同系统的疾病。

（一）对神经系统的作用机理

因手法、用力轻重、操作时间长短、施治部位、经穴的不同，都会对神经系统产生各种不同的影响。

手法对神经系统有一定的调节作用。手法刺激可通过反射传导途径来调节中枢神经系统的兴奋和抑制过程，有较好的镇静作用，可以解除大脑的紧张和疲劳状态。研究发现，轻柔的手法可降低交感神经的兴奋性，颈项部用轻柔手法操作后，脑血流量显著增加。有人用肌电图测定颈椎病患者颈部两侧肌肉的放电情况，发现手法治疗后，患者紧张性肌电活动消失或明显减少，故患者常在手法治疗后感到神清目爽、精神饱满、疲劳消除。用肌电图观察手法治疗急性腰扭伤的患者，其腰部肌肉神经的电生理变化情况，也得出了上述结论。

各种手法刺激的部位和治疗穴位，大多分布在周围神经的神经根、神经干、神经节、神经节段或神经通道上。手法的刺激作用，可改善周围神经装置及传导路径，可促使周围神经产生兴奋，以加速其传导反射。同时手法还具有改善局部血液循环，改善局部神经营养状况，促使神经细胞和神经纤维恢复的作用。手法还具有改变同一节段神经支配的内脏和组织的功能活动，促使其加强或改善的作用，例如手法刺激第5胸椎，可使贲门括约肌扩张。

各种手法用力的轻重不同，将对神经产生强弱不同的作用，从而引起不同的反应。例如轻度用力手法，其刺激作用软弱而柔和，可使中枢神经系统产生抑制，且产生轻松舒适之感，具有放松肌肉、缓解痉挛、镇静止痛的作用；重度用力手法，其刺激作用较强烈，可使中枢神经系统产生兴奋，且产生酸麻胀痛之感，促使精神振奋，肌肉紧张，呼吸心跳及胃肠蠕动加快，腺体分泌增强等。过强过长时间的重度手法虽易使神经兴奋，但很快可转入抑制状态，故患者可有疲劳思睡的感觉。

（二）对循环系统的作用机理

手法虽作用于体表，但其压力却能传递到血管壁，使血管壁有节律地被压瘪、复原，当复原后，受阻的血流骤然流动，使血流旺盛，流速加快。由于动脉内压力很高，不容易压瘪，静脉内又有静脉瓣的存在，不能逆流，故实际上是微循环受益较大，使血液从小动脉端流向小静脉端的速度得到提高。微循环是血液与组织间进行物质及气体交换的场所，而动脉、静脉只是血液流通的管道，可见促进微循环内的血液流动，对生命具有重要意义。例如用手法治疗颈椎病，发现椎动脉血流图均有不同程度的波幅升高，说明手法治疗可缓解椎动脉受压程度，使椎动脉中血液流动的速度加快，从而改善了脑血管的充盈度。

（三）对运动系统的作用机理

1. 改善肌肉的营养代谢

肌肉组织可因运动过度而发生变性、坏死、结构紊乱等病理改变，手法的直接或间接作用，可促进肌纤维的收缩和伸展活动，肌肉的活动又可促进血液、淋巴等体液的循环活动，从而改善了肌肉的营养状况，增强了肌肉的张力、弹力和耐受力。但肌肉的主动运动会消耗能量、消耗氧，产生乳酸等有害代谢物质，从而使组织液变为酸性，可产生局部组织的酸中毒，出现酸胀疲劳。运用手法可促使肌肉得到充分的氧及营养物质，并将组织液中的乳酸等有害代谢产物吸收或排出体外，从而消除肌肉的疲劳，提高肌肉的活力和耐受力。

2. 促进组织修复

临床上对肌肉、肌腱、韧带部分断裂者采用适当的手法理筋，将断裂的组织抚顺理直，有利于减轻疼痛并与断面生长吻合。因此，手法对损伤组织的修复具有良好的作用。

3. 松解粘连

软组织损伤后，瘢痕组织增生，互相粘连，对神经血管束产生卡压，此种情况是导致疼痛与运动障碍的重要原因。

运动关节类手法治疗可松解粘连，分离筋膜，促使肌腱、韧带放松，起到松动关节的作用。例如对关节活动障碍的肩关节周围炎患者，用手法并配合适当的被动运动，经过一定阶段的治疗后，患者的肩关节活动度均有不同程度的改善，有些患者则完全恢复了正常。有人用肩关节造影观察到手法对肩关节粘连的作用时，发现手法治疗后，肩关节粘连松解。由此证明，手法治疗对松解粘连具有一定的作用。

4. 纠正错位

由急性损伤所导致的骨错缝、筋出槽是许多软组织损伤的病理状态，运用各种整复手法，使关节、肌腱各入其位，解除了对组织的牵拉、扭转、压迫刺激，使疼痛消失，故手法治疗对此有显著作用。例如，脊柱后关节急性错位，其棘突偏歪引起关节盘和邻近韧带损伤、功能障碍，手法治疗可迅速纠正错位；手法治疗对脊柱后关节滑膜嵌顿，有立竿见影的效果。有人用X线摄片证实，对寰枢关节错位的患者，施用颈椎拨按法，可以恢复寰枢关节的正常解剖结构。临床资料表明，手法可治疗肱二头肌长头肌腱滑脱、颞颌关节脱位、肩关节脱位、肘关节脱位、小儿桡骨头半脱位、颈椎后关节紊乱、胸椎后关节紊乱、腰椎后关节紊乱、骶髂关节错缝、耻骨联合分离症等病症。一些腰椎滑脱的患者经过手法治疗后，其上下椎体的位置异常情况得到恢复。

5. 溢物还纳

手法治疗对改变突出物的位置具有一定的作用，大量的临床资料证明，大部分腰椎间盘突出症患者，在接受手法治疗后，可改变突出物与神经根之间的空间关系，从而使疼痛得到消除或减轻。对关节内软骨损伤以致关节交锁不能活动者，通过适当的手法治疗，使嵌顿的软骨板回纳，解除关节交锁。

6. 解痉复位

手法治疗具有很好的放松肌肉的作用。肌肉痉挛是一种自然的保护机制，但持久的肌肉痉挛可挤压穿行于其间的神经血管，形成新的疼痛源。手法治疗直接放松肌肉，解除肌肉痉挛的机理有三个方面：

（1）加强局部循环，使局部组织温度升高，致痛物质含量下降。

（2）在适当的手法刺激作用下，局部组织的痛阈提高。

（3）将紧张或痉挛的肌肉通过手法使其牵张拉长，从而直接解除其紧张或痉挛，也可通过减轻或消除疼痛源而间接解除肌痉挛。由于消除了肌痉挛这一中间病理环节，使疼痛得以减轻，使软组织损伤得以痊愈。

三、镇痛的作用机理

临床上有许多疾病，尤其是软组织损伤，有一个比较突出的症状，即疼痛。手法治疗对于许多疼痛病症，具有良好的镇痛作用，如腰椎间盘突出症、急性腰扭伤、肩周炎、颈椎病、骶髂关节错位、梨状肌损伤综合征、网球肘及四肢关节伤筋等病症，运用手法治疗皆能取得良好的镇痛效果。手法镇痛作用的原理，有以下几个方面。

（一）镇静止痛

某些疼痛症状，是由于感觉神经受到恶性刺激，这种恶性刺激的信号传入大脑皮层，表现为异常兴奋状态，而产生兴奋灶。在某些部位或穴位上，使用手法治疗，使之产生一种良性刺激信号，传入大脑皮层的相应部位，产生新的良性兴奋灶，当新的兴奋灶足以抑制原有的兴奋灶时，便起到镇静止痛的作用。

（二）解痉止痛

某些疼痛症状，是由于肌肉遭受到恶性刺激产生痉挛而造成的。使用某些手法，可减轻或消除某些恶性刺激，促使肌肉放松，使痉挛得以缓解，从而起到解痉止痛的作用。

（三）消肿止痛

某些疾病或损伤，造成一定部位的出血或组织液的渗出而出现肿胀。由于肿胀的压迫刺激，而出现疼痛症状。某些手法，在加强循环的基础上，促使其血肿、水肿的吸收和消散，从而发挥消肿止痛的作用。

（四）活血止痛

某些部位的气滞血瘀，也可引起该部位的疼痛。运用某些手法可促使毛细血管扩张，加速血液循环，改善局部营养供给，加速有害物质的吸收、排泄等，通过活血化瘀，而起到活血止痛的作用。

综合国内外的研究情况，主要是手法促使体内止痛物质内啡肽增加、体内致痛物质的含量减少（调节5-羟色胺的代谢、促使乙酰胆碱分解和失活、促使外周血浆中的儿茶酚胺下降而尿中的儿茶酚胺升高）、恢复细胞膜巯基及钾离子通道结构的稳定性及对神经系统产生的抑制调节作用等方面对镇痛作用进行研究，其结果提示，手法治疗能引起激发神经、体液调节机能等一系列的改变，影响到体内与疼痛相关的神经介质、激素的分泌代谢和化学物质的衍化释放过程，从而起到镇痛作用。

　　例如，腰椎间盘突出症是患椎解剖位置的微细变化破坏了脊柱的正常（或代偿）内外平衡关系，椎间盘髓核突出压迫了神经根，即产生腰腿痛。医生检查时，在患处可触及患椎棘突的偏歪及棘间隙、椎间韧带的病理改变，并且可有压痛、放射痛和腰部功能障碍，髓核突出压迫神经根可造成患肢功能障碍及相应部位的皮肤知觉减退、腱反射改变、肌张力减退、肌肉萎缩等神经性体征。

　　肌肉损伤时常发生在肌腹和腱腹交界处或骨骼附着处，多可触到局限性肌纤维隆起、弥漫性钝厚或呈条索状变硬、挛缩、弹性变差等变化，同时可伴有压痛或酸胀感。在临床上，以梨状肌及肩背部肌肉受损最多见。

　　暴力损伤往往可以附带撕下一部分骨质，伤后局部有明显的疼痛及触压痛，伴有肿胀、灼热，严重撕裂可出现局部畸形，产生较重的功能障碍。

　　任何关节（可动或微动关节）突然发生超出生理范围的活动时，就可能使关节错缝呈半脱位、脱位及其周围的关节盘韧带发生损伤。韧带损伤也分为扭伤和撕裂。

　　韧带扭伤时，局部可表现疼痛、触压痛，严重者可有肿胀。在未撕裂时所附着之关节似很坚固，仅表现部分功能障碍，俗称"其病在筋，屈不能伸"；韧带撕裂时，多发于韧带中段或可能发生于起止端，造成撕脱骨折或局部骨膜下出血，表现明显的疼痛、肿胀及触压痛并可触及条索样剥离或弥漫性钝厚，所附之关节失去正常稳固性，可被拉开或松动，被动运动可有异常活动（超出生理范围），并影响生理功能。神经或血管的损伤，在闭合性中医骨伤中，常因不协调的运动牵拉或直接外力，使表浅神经在行径中轻度移位或挫伤，使表浅静脉破裂出血，造成严重疼痛和局部肿胀、灼热及皮下瘀血。

四、诊断

对中医骨伤除重点了解病史外，医生凭借临床知识和一双手在体表触摸到相应病变软组织或骨突的解剖位置及形态的变化的诊断方法。如脊柱损伤时的棘突偏歪、高隆或凹陷以及相邻棘突间隙的变化等，因受伤部位及相邻组织水肿、瘀血、僵硬、挛缩、增生及疤痕等变化多能在软组织中触到相应的痕迹、核、块等，把病史、局部体征以及辅助检查结合起来，不但要看到致病因素、机体先天缺陷、临床症状、体征的一面，还要看到机体对抗疾病适应代偿的另一面，进行综合分析，做出较明确的诊断。

第二章
李氏手法正骨复位疗法的诊断方法

李氏手法正骨复位疗法和其他学科一样，必须全面辨证，正确诊断，在确定治疗原则后再选择相应的疗法。严重的损伤，除了局部症状以外，还会引起全身症状，因此，在辨证上既要辨局部症状，又要辨全身症状，两者要结合起来进行。

第一节　四诊

李氏手法正骨复位疗法的治疗范围包括各种类型的肌肉、韧带骨骼及关节的损伤，所用的辨证方法即望、闻、问、切四诊，整体与局部兼并，是中医辨证施治的重要依据。

一、望诊

（一）全身望诊

首先望面部的精神气色、舌质和舌苔，然后望全身与局部损伤后所出现的各种形态。中医伤科在望眼、望耳郭及望肤色方面积有一定经验。

1. 望精神气色

察神的盛衰以判断正气的盛衰和损伤过程中的转化。

精神镇静自然，面色滋润者，伤势较轻；精神委顿，面容憔悴，表情痛苦，面色不华、苍白或晦暗者，伤势较重；严重创伤失血时，面色多苍白或面如土色；气滞血凝者，呼吸困难，面色呈现发绀。若神志昏迷，汗出如油，呼吸短促或微弱，须及时采取抢救措施。严重或复杂的创伤及久病体质虚弱者，如见形羸色败，应防有变证和出现危候。

五色对损伤主病表现为：白色主失血、虚证；青色主瘀血气闭，气血运行受阻；赤色主损伤发热；黄色主脾虚湿重，湿热阻滞；黑色主肾虚，或经脉失于温养。

2. 望体态

肢体损伤及受风寒均可导致肢体活动不利，称之为体惰。注意观察体态，可为诊断提供重要依据。

骨骼及筋脉损伤，或因感受风寒致痹、致痿，可出现肢体活动丧失及各种保护性体态。如小儿桡骨小头半脱位呈前臂旋前，肘半屈曲位；小儿先天性髋关节脱位，单脱者呈坡行，双脱者呈鸭步；大脑瘫者呈剪刀步态；小儿麻痹股四头肌瘫痪呈压腿伸膝，臀大肌瘫痪呈扶臀挺腰后伸始能行走体态。

望体态是中医骨伤诊断疾病不可缺少的一部分内容，应予重视。

3. 望舌及口唇

望舌亦称为舌诊，是望诊中的重要部分。历代医家对于舌诊非常重视，在实践中积有丰富经验，近代不少学者对此也做了富有成效的研究。因此，舌诊从理论到临床都取得了很大的进展。

舌为心之苗，心主身之血脉，心气通于舌。人体气血的盛衰，可以从舌上得到反映。舌为脾胃之外候，脾胃等内脏的变化，也易从舌上反映出来。但有时也会见到病重而舌象变化不大，及正常人出现异常舌象的情况，所以临床上强调要四诊合参，才能做出正确的诊断。

望舌可分为舌质与舌苔两个部分，舌质是舌的本体，舌苔是舌面上的苔状物。

（1）舌质。

①望舌色。正常的舌质为淡红色，色泽红活而鲜明滋润，舌色淡于正常称为"淡白舌"，提示为气血不足或阳气耗伤。舌质胖嫩，边有齿痕者，为阳虚寒湿滞留。舌色深于正常为"红舌"，可见于实热或阴虚内热，严重损伤早期血瘀化热亦属常见。舌色深红为"绛舌"，主热证及阴虚火旺。舌色红中带青紫色或蓝色，称为"青紫舌"，主瘀血，全舌紫者，表示全身血行不畅或血瘀程度较重。局部紫斑者，表示局部瘀血或血瘀程度较轻；也有热盛紫舌，但紫中带有绿色。

②望舌形。在舌的形态上有老嫩、胖瘦、点刺、裂纹的不同。老嫩：舌质纹理粗糙，坚敛苍老者为老，多属实证、热证；舌质纹理细腻、浮胖而娇者为嫩，多属虚证、寒证。胖瘦：舌体增大，边有齿痕者，称为舌胖大，多为气虚、阳虚；舌体瘦小而薄，称为瘦薄舌，为津液不足或气血两虚。点刺：舌菌状乳头增多，乳头内脉络扩张，乳头红色加深，体积增大者为点，明显增大高起如刺，扪之棘手者称为芒刺，表示热邪亢盛。舌尖点刺多者为心火旺。裂纹：舌面呈明显裂沟，称为裂纹舌，大都是阴虚所致，伴有干燥为津液不足，若红线者为热盛伤阴。

（2）望舌苔。舌苔可以分为苔质与苔色两个方面。

①望苔质。苔厚为邪盛，苔薄为邪衰，由薄增厚者为病情加重，由厚变薄者病情减退，这在创伤感染患者常见。舌苔润泽者为有津液，干燥者为津液不足。苔腻者体内有湿、痰邪滞留或为食积。苔燥而光，为阴虚内热，津液不足或耗伤。

②望苔色。苔色有白、黄、灰、黑四种。白苔主表证、主寒证。薄白而润泽为正常舌苔，或疾病初起在表。苔白而滑，多为寒证；厚白而滑，多为寒湿或痰湿。薄白干燥为津液不足，厚白干燥为湿邪化热。白腻者为湿痰阻滞。黄苔主里证、热证。薄黄而干表示热邪伤津；黄腻多为湿热；老黄（深黄色）、焦黄（黑黄色）为里有湿热积聚；黄白相间表示病邪由表入里，由寒化热，灰苔主里证，既可见于里热，又可见于里寒证。灰苔即浅黑色苔，可由白苔转化而来，也可与黄苔同进并见，苔灰白而润多为寒湿内阻或痰饮内停；苔灰白而干燥多属热炽伤津或阴虚火旺。黑苔主里证，主热极又主寒盛。黑苔多由灰苔或焦黄苔发展而来，

黑而燥裂，甚至有芒刺，多为热极津枯；黑而润滑多属阳虚寒盛。

在看舌苔时应排除食物、药物染苔或先天性的"裂纹舌"与"地图舌"，并应在光线充足的情况下观察。

（3）望唇。唇色红而润泽者属正常；唇色淡白者属气血两虚；深红者为内热；青紫者为瘀血；口唇干焦甚至燥裂者属津液耗伤；口唇抽搐者属肝风内动。

（4）望眼。眼珠灵活，神光充沛，为眼神正常。闭目不欲视，畏光怕光，常见于头部脑髓震荡。白睛血筋暴露或呈紫色者，为瘀血停积。眼睛伤损而瞳神不碎者，可以治愈。若黑睛已破，其目必坏。白轮血肿无碍，如撞破黄轮，血灌瞳神（瞳孔），伴有渗出者，伤势严重。

（5）望耳郭。古今医学实践证明，耳郭与人体有着密切的关系，当人体有病时，在耳郭的相应部位及特定区域可出现不同程度的皮肤变色、变形、丘疹、脱屑等变化。如有些骨质增生的病例，可见耳郭出现点状凹陷、索状或结节状隆起等变形。

（二）局部望诊

1. 望肤色

望肤色主要是视皮肤的色泽与外形变化。新伤出血者，肤色青紫，肿胀范围比较集中；陈旧损伤出血时间较长，肤色变黄，肿胀范围比较广泛；损伤后肤色青紫不断加深加大，为内部渗血不止的现象，应注意进一步检查或采取措施。青紫而红应防止继发感染，肤色失去红润而变白者，为血虚或血行受阻；损伤部位肤色紫黑，应防止组织坏死；皮肤破损者须分清外源性或内源性损伤。

2. 望畸形

严重的骨折、脱位及其他损伤，肢体或躯干可呈现出各种畸形。如凹陷畸形：见于头部凹陷性骨折、鼻骨凹陷骨折等。凸出畸形：见于肩锁关节脱位、脊柱骨折等。成角畸形：四肢骨折、断端移位等，由于肌肉的拉力，断端可出现向内、向外、向前、向后等成角畸形。旋转畸形：由于损伤暴力作用或肌肉拉力，断端发生旋转畸形。缩短畸形：骨折后断端重叠，或交叉移位，或关节脱位，致使肢体缩短。

其他特定畸形如肩关节脱位的方肩畸形，髋关节脱位的下肢外展或内收畸形，类风湿脊柱炎的后突强直畸形，腰椎间盘突出的脊柱侧弯畸形等。

3. 望肿胀

损伤后经脉变滞即出现肿胀。肿胀严重，明显可见青紫者，可能有骨折或筋断存在；肿胀较轻，稍有青紫或无青紫者多属轻伤。早期损伤有明显的局限性肿胀，可能有骨裂或撕脱性骨折的存在。肿胀较重，肤色青紫者，为新鲜损伤；肿胀较轻，青紫带黄者，为陈旧损伤；大面积肿胀，青紫伴有黑色者，为严重的挤压伤；肿胀紫黑者应防止组织坏死。

二、闻诊

（一）全身闻诊有鼻嗅与耳闻两个方面

1. 听声音

正常人的语言，声音柔和而圆润，发声高亢洪亮，表示元气和肺气充沛；如果发音低弱，则为气血不足。在病中者，发音高亢洪亮为阳证、实证、热证；发音低弱为阴证、虚证、寒证。呻吟者表示有疼痛或精神烦躁；重声喊叫者表示疼痛剧烈，必须从局部或全身找出原因。言语声音低微，时断时续者，为元气亏损。呼吸微弱者多属虚证，正气不足；呼吸气粗者，多属实证。叹息多因情志抑郁，肝气不舒。咳嗽重浊，痰清白，鼻塞不通，多属外感风寒；咳嗽不畅，痰稠色黄，不易咳出，咽喉疼痛，多属热证。喉有痰声，痰多易咯出为痰饮、湿痰；咳嗽无力，气短为虚；干咳无痰，咽喉干燥，多属燥邪犯肺或阴虚发热。

严重创伤或手术患者，失血过多，出现声低语少，言语无力而断续，呼吸微弱，此为虚脱或休克表现。头部损伤、烦躁惊叫者，此为颅内血肿。

2. 嗅气味

口气臭秽者多属胃热，或消化不良、口腔疾患等。两便、痰液、脓液等凡有恶臭、质地稠厚者，多属湿热或热毒。如脓液稀薄、无臭，多为气血两亏或寒性脓肿。

（二）局部闻诊

1. 骨擦音

骨擦音是骨折的主要体征之一，《外科补要·接骨论治》即有根据骨擦音推测骨折的性质和程度的记载。骨折移位后断端无骨擦音者，可能有软组织嵌顿。

2. 关节摩擦音及弹响声

柔和的关节摩擦音可在很多慢性或亚急性关节疾患中听到。粗糙而复杂的摩擦音常在退行性关节炎中听到。关节可出现音量高而单纯的响声，如有绞锁和解锁响声可在做膝关节旋转检查（麦氏试验）时出现。

3. 肌位、腱鞘摩擦音

在屈指肌腱狭窄性腱鞘炎时，由于膨胀的肌腱通过肥厚的腱鞘可产生摩擦音。过度活动后，肌腱和腱组织等增厚，形成皱褶，并有纤维素性渗出，肌腱滑动时局部可发生捻发音，多见于前臂肌群，尤其是桡侧伸腕肌腱。

4. 皮下气肿捻发音

常见的为肋骨骨折，断端刺破肺脏，空气渗入皮下组织而形成皮下气肿，按之有捻发音。

三、问诊

（一）全身问诊

首先必须了解患者的一般情况，详细询问患者姓名、性别、年龄、职业、婚否、民族、籍贯、住址、就诊日期、病历陈述等，建立完整的病案记录，以利于查阅、联系和随访。了解与疾病有关的资料，作为诊断时的参考，然后按照中医传统的问诊方法了解病情。

1. 问寒热

恶寒与发热除指体温的升高与降低外，还有患者的主观感觉，是中医骨伤临床上的常见症状。

疼痛得温而减轻者为寒，得寒而减轻者为热，恶寒者为气虚、气血不足、阳气不足。损伤初期发热多属血瘀化热，损伤中后期发热有邪毒感染的可能。

2. 问汗

自汗：常见于损伤初期或手术后，主气虚。

盗汗：主阴虚内热，常见于慢性骨关节疾病等症。

3. 问饮食

食欲不振或食少及食后饱胀，是胃纳呆滞的表现，多因伤后血瘀化热导致脾虚胃热，或长期卧床机体虚弱所致。

口苦者主要为肝胆湿热，口淡者常为脾虚不运，口腻者多属湿阻中焦，口中有酸腐味者多属食滞不化。

4. 问两便

伤后便秘或大便燥结，主瘀血内热。老年患者可因肠液不足失予濡润而致便秘。大便清薄为阳气不足或伤后机体失调。

5. 问睡眠

久不能睡或彻夜不寐，多见严重创伤，伤后心烦内热；昏沉而嗜睡，呼之即醒，闭眼又睡，多属气衰神疲，老年患者应加重视。

（二）局部问诊

1. 问时间

问清楚损伤时间，以判断是新鲜损伤还是陈旧损伤，并确定治则与治法。突然损伤或突然发病者，为急性损伤或慢性损伤的急性发作，如渐渐发病者属慢性损伤及劳损。

2. 问病因

造成损伤的原因有多方面，如生活损伤一般较轻，工业性损伤、农业性损伤、交通事故损伤往往比较严重，常为复合性创伤或严重的挤压伤等。受伤的姿势也各有不同，如仰跌或俯跌，头部损伤时仰跌者重，俯跌者轻；侧跌大都造成髋部损伤；坐跌常造成尾部或腰部损伤；跪跌造成膝部损伤，往往引起髌骨骨折；堕坠足跟着地时，常使足跟发生骨折暴力传导作用，也能使脊柱产生骨折；头部着地时除头部损伤外，也能使颈椎损伤；扭伤大多为中医骨伤或脱位，闪挫多属中医骨伤或关节错位等。殴打致伤应分清有无器械伤，如有器械伤者伤情较重，无器械伤者伤情可能较轻。问清受伤性质、姿势，对辨证有重要参考作用。

3. 问症状

损伤或发病的部位局限一处还是多处，必须详细问清，以防漏诊。疼痛程度及性质一般可分为剧痛、缓痛、隐痛等，此外还有胀痛、跳痛、刺痛、游走性疼痛等区别。剧痛者伤重，一般性疼痛者伤轻，隐痛者多属慢性损伤或宿伤，胀痛者多为血瘀，跳痛者为气滞，刺痛者常有异物，刺痛者多属慢性伤筋，游走性疼痛者多属风邪。

疼痛一般白天较轻，夜间较重，服用止痛剂后有所缓解。如有异常疼痛，与损伤程度不相符又必须用麻醉剂方能缓解者，应予重视。

4. 问肢体功能

如有功能障碍，应问明是受伤后立即发生的，还是受伤后经过一段时间才发生的。一般骨折或脱位后，功能大都立即丧失，中医骨伤等往往是在伤后经过一段时间血肿逐渐加重后，才影响到关节的功能。

5. 问经过

问损伤后经过何种方法治疗，效果如何，以及损伤后当时的症状描述，目前症状情况怎样，是否减轻或加重。

通过问诊全面掌握病情变化，分析已做的处理是否恰当，从而决定下一步采取的措施。

四、切诊

切诊包括切脉和摸诊两部分。

（一）切脉

1. 平脉

平脉即为正常的脉象，其特点是寸、关、尺三部脉象不浮不沉，不快不慢，应指和缓，滑利有力，成人一息4～5次。

2. 浮脉

轻按即得，举之有余，按之不足。浮脉是指脉象显现的部位表浅，故可理解为"浅脉"。一般为外邪侵袭肌表，损伤挟邪。严重创伤大出血者，出现浮而芤之脉，说明正气不足；虚脱严重者，为休克或虚脱的脉形之一。浮大中空，按之如葱管为芤脉，其特点是浮大而软，按之中央空两边实，多为严重损伤，失血过多。

3. 沉脉

轻取不应，重按始得。脉搏显现部位较深，切脉时举之不足，按之有余。轻取皮肤中间不可得，重按乃有力，故可理解为"深脉"。沉脉为里征，一般多见于下利、浮肿、呕吐、气滞。病人脉象多沉，如无临床症状，不一定是病脉。内伤气滞血瘀，往往呈现沉脉。

4. 迟脉

一呼一吸脉动三至（每分钟在60次以下），为寒证主脉，迟而有力为冷积实证，迟而无力，多属虚寒。损伤后期气血未充，寒邪致虚寒，脉动常为迟而无力。

5. 数脉

脉搏频率快，一息六至，去来急促，数脉为热证主脉。脉数有力为实热，脉数无力为虚热，浮数热在表，沉数热在里，虚细而数为阴亏，浮大虚数为气虚。损伤发热、损伤感染等常见数脉。

6. 洪脉

脉形如波涛汹涌，来盛去衰，浮大有力。其特点是应指脉形宽，大起大落，为里热证。邪热内塞，热邪炽盛，或多见于血瘀化热之证。

7. 细脉

脉细如线，应指明显，多见于虚损以阴血虚为主，亦见于气虚，久病体虚者多见，也为虚脱或休克患者的脉形之一。

8. 滑脉

往来流利，应指圆滑充实有力，切脉时有"如盘走珠"之流利感。主痰饮、食滞实热。在胸肋疼痛中，如见滑脉，可用化痰方法，屡见效。

9. 涩脉

往来艰涩，迟滞不畅，切脉时指感脉体较小，脉率较迟。主气滞血瘀，为中医骨伤常见脉象之一，涩而有力为实证，涩而无力为虚证。

10. 弦脉

端直以长，如按琴弦，主疼痛、肝胆疾患，常见于损伤后剧烈疼痛、胁肋疼痛等症。

11. 儒脉

浮小而细软，亦称为软脉，主气虚血亏，多见于久病虚弱，脱血虚劳的患者。

12. 长脉

脉动超过寸、关、尺三部，特点是脉形较长，长而和缓为正常脉，长而洪数为阳毒内蕴，长而洪大为内热。

13．短脉

脉动不足本位，或只有寸、关、尺某一部，主气虚，亦可出现于痰食积聚及气机郁结等证中。

14．结、代、促脉

结、代、促脉都是节律不齐的脉象，脉来至数比较缓慢，而有不规则的歇止称为结脉；脉来至数比较快，而有不规则的歇止称为促脉；脉来缓慢而有规则的歇止称为代脉。临床上见有歇止的脉，通称为结代脉。主脏器衰弱，心气不足。

（二）摸诊

1．摸诊的重点

（1）摸痛点。患者主诉某一部位疼痛，但很难反映出其病变部位的真实情况，必须依靠摸诊，并要反复地换，才能清楚。在初诊时应分清主要痛点和次要痛点，在治疗过程中主要痛点和次要痛点会相互转化，所以须反复定期检查，才能正确地指导临床的治疗。压痛的范围、部位、程度如何，可用来鉴别是伤筋还是伤骨。压痛明显而尖锐者，多为骨折；压痛较轻而范围广泛者，多为伤筋。

（2）摸肿胀。触摸肿胀的软硬及有无波动，可为诊断提供一定的依据。肿胀较硬、肤色青紫者，为新鲜损伤；损伤日久，瘀血凝滞不化，亦可肿胀而硬。肿胀较软、青紫带黄者，为陈旧损伤；新鲜损伤溢于脉外之血，瘀于皮下或由里及表，亦可肿胀而软。一般需根据病史结合损伤的深浅、演化进行诊断。

（3）摸畸形。触摸患部出现的高凸、凹陷等畸形，可以判断骨折和脱位的性质、强位情况等，以及骨折复位是否平整。

（4）摸异常活动。四肢长管状骨损伤，不能活动的部位而有异常活动，表示有骨折存在。已经确定的骨折患者，断端仍有异常活动，揭示骨折尚未连接。

（5）摸弹性。陈旧性脱位突出的骨头，在摸拉时有弹性移动，一般能够得到复位，关节损伤后发生粘连，摸拉时有弹性活动感者，可用手法使粘连得到松解。

2．摸诊的主要内容

从文献记载中要求细细揣摸损伤之处，才能洞悉病情，一般来讲摸诊主要有以下内容：

（1）骨断、骨碎、骨歪、骨整、骨软、骨硬等。

（2）筋强、筋柔、筋正、筋断、筋走、筋粗、筋翻、筋寒、筋热等。

（3）表里虚实即伤在体表或脏腑，虚证或实证。

（4）所患处之新旧，即新伤或是老伤。

（5）明确损伤之性质，即闪挫、压轧或撞击、枪弹、锐器等。

损伤疾患中其他辨证方法，针对性较强，在各论中另加叙述。

（三）叩诊

叩诊是中医骨伤常用的检查方法，一般有三种：

（1）指叩，即一手平放患者体表，另一手指叩击平放手指的背侧来测听声音，分析病理改变。

（2）拳叩，即一手平放于患者体表，另一手握拳叩击平放手指的手背，或者握拳直接叩击患处来测知所患的部位和疼痛程度；或者用于肢体纵向叩击以测知骨折及愈合的程度。

（3）采用叩诊槌来检查肌腱反射是否正常、减弱、消失或亢进等。

第二节　检查方法

一、上肢检查

（一）肩关节

1．望诊

正常肩关节外形为浑圆状，肩关节脱位或三角肌萎缩后则呈"方肩"。由于肩关节周围肌肉丰富，轻度肿胀不易看出，检查时应注意两侧对比。嘱病人做肩关节各方向的活动，观察有无活动受限及异常活动。

2．切诊

肩关节周围常见的压痛点和异常活动为：

（1）肱二头肌长头腱鞘炎，压痛点在结节间沟。

（2）冈上肌肌腱损伤，压痛点局限于大结节的尖顶部。

（3）除压痛外应检查肩关节有无异常活动，如肩锁关节脱位按压锁骨外端，可有弹性活动。

（4）肱二头肌长头腱滑脱，可在结节间沟触及肌腱的弹跳。

测量肩关节中立位为上臂下垂，屈肘90°，前臂指向前方。

（二）肘关节

1．望诊

（1）有无畸形。肘关节正常"携物角"为5°～15°，大于此角为肘外翻，小于此角为肘内翻。肱骨髁间骨折、肘关节脱位、桡骨头脱位等未经整复者，可造成肘部轮廓的改变。

（2）有无肿胀。肘关节肿胀时，肘后三头肌腱两侧饱满。肱骨内或外上髁骨折，肿胀常较局限。桡骨小头骨折，鹰嘴桡侧正常皮肤凹陷消失。

2．切诊

一般包括肘关节周围皮肤张力、压痛的部位、肱动脉的搏动、尺神经硬度及粗细的改变，肿块的性质、部位与活动的关系，以及滑车上淋巴结是否肿大。测量肘关节中立位为前臂伸直。

（三）腕关节与手

1．望诊

常见的畸形有科力氏骨折引起的餐叉样畸形，正中神经损伤所致平手（猿手），桡神经损伤所致垂腕，尺神经损伤所致爪形手，以及并指、多指、纽扣畸形、鹅颈畸形等。腕关节肿胀以背侧指伸肌腱两侧明显。"鼻烟壶"消失常提示有舟状骨骨折。指骨梭形肿胀常见于指骨结核或内生软骨瘤。注意观察手的自然位与功能位是否正常，手及腕部有无包块等。

2．切诊

自尺桡骨远端向指尖方向依次检查腕及手部压痛的部位及程度，是否伴有肿胀、放射性痛、异常感觉等。掌面应包括大小鱼际及屈肌腱鞘盲端部位有无压痛，局部肿块的性质是否随肌腱活动等，并注意桡骨茎突与尺骨茎突的解剖关系是否正常。在手呈桡尺偏位沿掌骨纵轴方向，叩击第3掌骨头有震痛，则疑有舟状骨骨折。在手呈桡尺偏位沿掌骨纵轴方向，叩击第4掌骨头有震痛，则疑有月骨骨折。

3. 闻诊

手指屈曲位在伸直过程中，如有弹响，则为屈指肌腱狭窄性腱鞘炎。前臂旋转时，下桡尺关节发生弹响，常为三角软骨盘损伤。

测量腕关节中立位为手与前臂成直线，手掌向下。手指关节中立位为手指伸直。拇指中立位为拇指沿食指方向伸直。

二、下肢检查

（一）髋关节

1. 望诊

站立位有无髋关节畸形、臀部肌肉萎缩、腰部前突增加、大腿皮肤皱褶加深等。行走时患肢能否持重，步态是否均匀、稳定，并描述步态的特点。

2. 切诊

髋关节肿胀，可触及其周围皮肤张力增加。髋关节脱位，可在异常部位触到股骨头或扪及股动脉搏动减弱。臀肌挛缩可在臀部触及紧张的束带。弹响髋可在大粗隆处触及肌腱的弹跳。患肢伸直位，检查者沿肢体纵轴叩击其足跟，使髋部产生震痛，见于髋部骨折或炎症。

（二）膝关节

1. 望诊

比较两侧股四头肌，特别是股四头肌内侧头有无萎缩。膝关节屈曲位，髌韧带两侧膝眼消失，表明关节肿胀。若股骨内、外踝一侧肿大，伴浅静脉怒张，提示有肿瘤可能。正常时站立位双腿并拢，两腿股骨内踝及内踝应相触，如有膝内、外翻，膝反屈现象应记录其角度。

2. 切诊

确定压痛的部位，对诊断膝关节疾患十分重要，膝部常见压痛点。若有慢性滑膜炎时，可触及膝关节周围滑膜增厚、变韧。如遇有肿块，应了解其大小、硬度、深浅与周围组织及膝关节活动的关系。

3．听诊

常见的病理性响声有盘状半月板，膝关节活动时发出的音调低沉的弹响伴有关节的弹跳。半月板损伤的弹响，音调清脆且伴有疼痛。髌骨软化症，在伸屈膝关节时发出沙沙的摩擦音及疼痛。

（三）踝关节与足

1．望诊

正常踝关节两侧可见内、外踝的轮廓，跟腱两侧各有一凹陷区，踝关节背伸时可见伸肌腱在皮下的走行。踝关节肿胀时，上述的轮廓均消失。

常见的足部畸形有：

（1）扁平足：纵弓塌陷、足跟外翻、前半足外展。

（2）马蹄足：踝关节跖屈，前半足着地。

（3）内翻足：足内翻常伴足纵弓高度增加。

（4）外翻足：足外翻伴足纵弓变平。

（5）马蹄内翻足：踝关节跖屈伴足内翻，前半足内收。

（6）跟足畸形：小腿三头肌麻痹，踝关节伸肌有力，致踝关节背伸，站立时足跟着地。

（7）踇外翻：踇长轴向外侧偏斜称为踇外翻，常伴有前半足增宽，严重的踇外翻可使第二趾叠架在踇趾之上，第一趾骨头内侧伴有踇囊炎并肿大。

（8）锤状趾：近侧趾间关节挛缩，足趾形如锤状。

2．切诊

注意检查踝及足部病变部位的局限性压痛点。跟腱断裂可在皮下触及一横沟。腓骨长短肌腱滑脱可在外踝后方触及肌腱弹跳。足背及胫后动脉的搏动减弱，应注意两侧对比。

三、脊柱检查

（一）颈部

1．望诊

注意观察颜面、头部，有无发育及姿势畸形；有无疤痕、窦道；有无生理前突消失，后凸畸形、颈椎短缩、发际下移；颈部活动是否受限。疑有颈椎结核，应检查有无咽后壁脓肿。

2. 触诊

压痛点：落枕压痛点常在斜方肌中点，且伴有肌紧张。颈椎病压痛点多在颈5-颈6、颈6-颈7棘突旁。前斜角肌综合征压痛点在颈后三角区。颈背肌纤维组织炎压痛点泛散不定。包块：新生儿胸锁乳突肌上的包块，常为肌性斜颈的表现，颈椎侧方如有肿块，应注意与颈部淋巴结肿大、寒性脓肿、腮腺囊肿等疾患的区别。

3. 叩诊

在颈椎棘突旁用叩诊锤叩击时，颈椎病或颈椎间盘突出症，可有上肢放射性痛。检查者用拳头沿颈椎纵轴轻轻叩击头顶，颈椎病常可诱发肩臂困疼。但对疑有颈椎结核与颈部损伤时，不应做此检查。

（二）腰背部

1. 望诊

应观察有无步态异常，坐、立、走、卧时腰背部有无姿势改变，改变体位后畸形能否消失，能否自行纠正。侧面观察有无圆背，驼背，腰前突加大、变平或后突畸形。背面观察有无脊柱侧弯。腰骶部有无丛毛或色素沉着（多见于隐性脊椎裂）。腰背部有无包块、窦道等应加以描述。

2. 触诊

腰背部常见的压痛点：

（1）棘突上压痛点：见于棘上韧带损伤、棘突滑囊炎、棘突骨折。

（2）棘间韧带压痛：见于棘间韧带劳损。

（3）脊肋角压痛：见于肾脏疾患、腰横突骨折。

（4）腰背肌压痛：骶棘肌两侧局限性和弥散的压痛，见于腰肌劳损。

（5）棘突旁压痛：下腰椎棘突旁1～1.5 cm处压痛，深压可向下肢放射，见于腰椎间盘突出症。

（6）腰、骶、棘突间压痛：见于腰骶关节劳损，游离棘突。

3. 叩诊

深部椎体病变，如结核、腰椎间盘突出症等，用叩诊锤或握拳叩击时，出现深部疼痛，而压痛不明显。

第三节　影像学检查

一、常规检查

（一）透视

透视主要用于胸腹部常规检查，寻找异物或四肢关节骨折与脱位，以及骨折整复时应用。其他一般不采用透视。

1. 荧光透视

在中医骨伤诊治中，影像不够清晰，是一过性的显影，尤其在微小病变与厚密部位难以显示，故只适用于四肢明显的骨折和脱位以及整复和复查等。

2. X线电视透视

除可以概括的观察病情外，主要用于骨折整复，脱位的手法正骨复位，异物的定位与摘除，病灶清除或其他手术的观察，尤其适用于参观教学。

（二）摄片

必须摄正侧位片，或加照斜位片、切线位或轴位。斜位片多用头颅、脊柱和手足；切线位多用于轮廓呈弧形弯曲的部位，如面部、肋骨、头颅等；轴位只限于颅底、髋骨、髌骨和跟骨。照片的大小选择，应包括周围软组织并包括邻近关节为好。

在两侧对称的骨与关节中，如果病变的临床症状和体征较轻微难确诊时，可同时拍摄健侧做比较。如果一侧病变不够明显或疑为发育变异时，也应拍摄对侧位做对照。照片质量不佳者，应重照。

1. X线检查

此项检查是骨伤科临床的重要手段之一，其效果在于探查骨与关节有无实质性病变，证实或检验临床初诊的正确与否，明确病变的性质、部位、大小、范围、程度以及与周围组织的关系，为治疗提供参考；判定骨龄，推断骨骼生长及发育状态，并观察某些营养及代谢病患对骨质有无影响、程度如何；观察病变的情况，为骨折、脱位的整复、牵引、固定及其他治疗措施提供依据，判断治疗效果，对某些疾病或与其他类似疾病进行鉴别。

2. 平片摄影

此项检查适用于骨关节的所有部位。如通常应用的身体正、侧位；手及足常用正、斜位；颈、胸、腰、骶椎、骶髂关节除用正侧位外，可加左、右斜位。但为了诊治的需要，对于某些部位还可加摄外展、外旋、内收、内旋及轴位片等，也可用特殊的投照体位。

（三）X线的特殊摄影

1. 高电压及超高电压摄影

（1）优点：能增强X线的穿透功能，提高对厚密部位的投照效果，从而增加影像的层次，使各种不同密度的组织均可清楚显示。

（2）选用目的：用于颅骨、脊柱、骶髂关节等厚密部位的检查和空洞、空腔、死骨的检查；还可寻找微细的骨折线的存在，探查早期的骨痂、新生骨的出现及其他骨质的改变。

2. 断层摄片

（1）优点：为了观察病变细微的变化，或寻找平片显影不良，以及不能显示的小病灶，可用此法达到目的。正确确定病变深度，是这种检查方法的重要特点之一。

（2）选用目的：可寻找某些局限性骨质疏松、早期破坏、空洞、无效腔、骨质增生、钙化及死骨的有无与部位，进一步观察骨折病变的详细情况，如有无浸润、硬化，边缘是否清晰，对脊柱小关节、颈椎侧块、蝶鞍、骶髂关节、腰骶关节等详细观察，并配合造影观察某些平面的微细损伤。

3. 立体摄影

（1）优点：可以查出某一局部组织成结构的前后远近空间关系，提示立体影像，并可观察病变的深度及范围。

（2）选用目的：在于求得立体情况，如颅骨、颅底、脊椎、骨盆、骶髂关节、腰骶关节的病变或损伤，以补常规正侧位平片的不足。

（四）应用X线基本变化

1．关节间隙

（1）关节间隙变窄：如化脓性关节炎、结核性关节炎、类风湿性关节炎、骨性关节炎、痛风等。

（2）关节间隙变宽：由于大量渗液所致，如早期结核性或炎症性，增生性渗出均可使关节间隙变宽。

（3）关节间隙的不对称：常见于膝关节的半月板损伤，尤以外侧多见。

（4）关节强直：主要发生于关节炎之后，可分为纤维性和骨性关节强直，而只有骨性关节强直，才能在X线检查时发现，多见于化脓性关节炎。至于纤维性关节强直，因无骨小梁通过关节面，所以不能被X线检查发现。

2．骨质结构

（1）关节唇样变：常见于骨关节炎。

（2）局限性骨质吸收和破坏：使关节面及边缘发生坑样的骨破坏，圆形破坏灶位于深部骨质，边缘有致密骨自边缘围绕，周围呈正常骨小梁。

（3）广泛性骨质疏松：骨质均匀性或斑点性改变。

（4）骨密度增高：多见于缺血性坏死，化脓性骨质感染后期变化。

（5）线状骨膜反应：位于受侵犯的关节附近的骨皮质处。

3．关节囊及其软组织

（1）关节囊外围组织脓肿，X线片能显示关节周围组织肿胀、密度增高、层次不清。

（2）软组织萎缩。

（3）软组织内钙化影，如痛风石。

（五）临床常见部分病变的X线检查

化脓性关节炎的X线检查：早期，关节周围软组织轻度不透光，肿胀，关节间隙增宽，且密度稍高。有时出现半脱位，如急性化脓性髋关节炎时，早期可见关节囊外的脂肪层外凸（正常与股骨颈平行），髋臼内侧闭孔内肌宽度超过0.8 cm（正常小儿为0.2～0.8 cm），坐骨支下缘的闭孔外肌亦可肿胀显影（正常与坐骨支重叠而不显影）。当早期未能控制时，在感染后14 d或更短时间内，炎症扩展到软骨下骨质，此时关节软骨破坏，关节腔变窄，这不同于结核性关节炎，并在深部骨质有斑点状透亮区，直径为3～5 mm，可扩展到几厘米，在邻近关节部位的滑膜附着处上方，有骨膜新骨影出现，这是亚急性感染的重要X线征象。在严重病例中，可以引起干骺端骨髓炎，关节常会出现病理性脱位，严重的病例，愈后多为骨性强直。

二、特殊检查

（一）体层摄影

（1）能很好地显示病变部位和范围，并可观察硬化和瘤巢死骨等。

（2）较好地显示病变特点，特别对于病变复杂或互相重叠部位。

（3）有些硬化病灶掩盖病变情况时。

（4）能够较好地显示病变细微结构。

（二）放大摄影

通常可以帮助显示早期微细结构。

（三）关节造影

关节间隙与其组成的骨骼需有明显的对比，但是关节内的各种软组织，如滑膜、软骨、半月板、韧带等密度一致，在平片上缺乏自然对比，故需做关节造影。

造影剂常用有机碘溶液，若行双重造影剂则加用空气，也可单独使用气体。关节造影包括膝关节、肩关节、腕关节等。临床上常用的为膝关节造影，检查有无半月板、关节软骨、韧带等改变。

三、椎管造影

将碘苯酯注入椎管内，以显示椎管肿瘤、椎间盘突出和椎管狭窄等。

四、血管造影

（一）动脉造影

（1）可以显示肿瘤范围，是否侵及骨骼和附近软组织，以及是否超过关节和它的范围。

（2）鉴别肿瘤和非肿瘤病变，特别是炎症与恶性肿瘤的鉴别。

（3）研究肿瘤来源及类型。

（4）明确血管的丰富程度，可做好术前准备，防止术中出现危险。

（二）静脉造影（下肢静脉造影）

（1）血栓形成或有血栓性静脉炎。

（2）下肢易疲乏，行走或站立时疼痛，下肢肿胀，血管畸形。

（3）小腿慢性溃疡。

（4）了解深浅静脉是否正常，交通静脉瓣膜功能是否正常。

（5）显示骨的正常循环，观察骨骼病变中血循环的改变等。

五、CT检查

CT检查是20世纪70年代初发展起来的一门年轻的医学科目。它把X线与电子计算机结合起来并把影像数字化。目前CT检查的范围除心脏以外，其他各个系统和部位的组织器官均可做CT检查。CT检查对于骨关节的检查尤为重要。

（一）检查前的准备工作

1. 熟悉临床资料

通常包括病史、主要体征和临床检查结果，以及特殊检查如普通X线照片。核素、超声和X线特殊造影所见，这些都是CT诊断时必要的参考资料，可与CT所见互相印证和补充。

2. 做好病人的准备工作

按不同部位检查的要求，做好病人的准备工作，如检查前的禁食、清洁肠道等。

3. 向病人做好解释工作

消除其恐惧心理，使其密切配合，必要时给予镇静剂或基础麻醉，否则扫描图像会模糊不清。

（二）扫描条件的选择

由于检查部位及目的不同，扫描前应将体位、层厚、层距以及增强扫描条件选择好，方能将病变查清。

1．体位的选择

CT检查常用的体位有横断面切层和冠状面切层两种。横断面切层可得与体轴相垂直的断面图像。冠状面切层可得与体轴平行的断面图像。在部分颅脑、胸、腹和脊柱的检查，一般只需横断面切层即可诊断。有些特殊部位如眶部和鞍区等检查，则需辅加冠状断面切层，才能做出明确的诊断。

2．层厚和层距的选择

根据检查的目的和要求，选择适当的层厚和层距十分重要。层厚就是每次扫描时受检查层的厚度，其厚薄主要取决于自X线管窗口发射的笔形或扇形线束的宽度。一般而言，在有足够的X线光子射出的情况下，层厚越薄，则受部分容积效应的影响越小，图像的密度和空间分辨率就越高。有些较细致的部分如眶部、鞍部等检查，选用5 mm以下的薄切层，易得到较好的效果。而切层中央平面之间的距离，即为层距。一般情况下，层距不应大于层厚，否则将会发生细微组织结构或病变的遗漏。

3．扫描的选择

CT检查有两种主要方法，即普通扫描法和增强扫描法。普通扫描法为不用任何造影剂（腹部检查例外，需口服或灌入适量的2%～3%碘水300～600 ml），仅以组织器官以及病变密度的自然差别进行扫描的方法。增强扫描法为造影剂增强扫描，系经静脉内注入大剂量的含碘水溶液造影剂后，再进行扫描法（通常用60%泛影葡胺100 ml静注）。

增强扫描主要借注入造影剂后，造影剂在体内各部位的数量和分布，依各不同组织器官及病变的内部结构（主要为血管结构）特点，呈现一定密度和形态差异的CT检查特征，故能提高检查和诊断效果。

临床证明，使用增强剂明显地改善CT检查的分辨率和诊断准确率。例如颅脑CT检查，不使用增强剂，诊断准确率为80%，使用增强剂后，诊断准确率为92%～95%。下列情况不宜使用增强剂：

（1）普通扫描能够明确诊断者，一般不必再做增强扫描。

（2）老年人、多发性骨髓瘤、糖尿病、严重高血压、心肾疾病及严重脱水者不宜做增强扫描。

（3）心、肾、肝功能亏损，或有碘过敏者不能做增强扫描。

增强扫描用的水溶性含碘造影剂，与一般肾盂造影或血管造影所用相同。通常用60％泛影葡胺，成人一次用量80～100 ml。小儿用量酌减，一般按体重1.5～2.0 ml/kg计算。

增强扫描造影剂注入方法有两种：

（1）大剂量一次注入法：是将全量浓度较高的造影剂，以最快速度（1分钟左右）注入后，立即扫描。

（2）点滴输入法：是以较低浓度的造影剂（例如用3％泛影葡胺200～300 ml），先用较快的速度（5分钟内）输入1/3或1/2，然后用静脉点滴的速度继续将剩余的造影剂输入，并开始扫描直至扫描完毕。

CT检查扫描与骨关节系统的适应证如下：

（1）外伤：CT检查能清楚显示骨折碎片的类型、移位、压迫神经的情况及血肿的情况及肿物大小。

（2）脊椎疾患：脊椎先天畸形、椎体病变、髓核突出及椎管狭窄等。椎管狭窄是由于骨软组织病变侵犯椎管内较广泛的异常变化。可分为先天性和后天性两大类，利用CT检查来诊断普遍性或局限性椎管狭窄有着特殊价值，能够为制定治疗方案提供较精确的客观资料。总之，CT检查对显示脊椎的骨质、软组织以及椎管内病变，均有明显的优越性，特别有助于明确椎管狭窄的程度和原因，也是诊断椎间盘病变和某些椎管内病变的良好方法。对显示椎管内的异常变化平扫限制较大，增强或CT脊髓造影的价值较高。椎管边缘的骨质破坏和硬膜外脂肪的明显不对称是侵犯椎管和压迫脊髓的间接征象。

（3）已知或怀疑有原发性骨肿瘤或骨肿瘤复发者。

（4）患者有可疑但不明确的骨转移征，用常规检查方法未能确诊者。

（5）已知或怀疑患有软组织病变，为明确其有或无，以及范围大小。

（6）用常规检查方法发现关节病变有困难者。

（7）指导活检。

（8）计算骨骼中矿物质的含量。

CT检查由于重建图像比普通X线片好，并有良好的密度及分辨率，能清晰描绘出横断层面的解剖关系，显示出病变的大小、范围并可做多平面重建，便于三维观察。无疑这些资料正是传统的X线检查无法提供的。但也必须两者结合使用，对进一步研究骨关节疾病有广泛的前景。

CT检查的特点：

（1）它能独特清晰地显示人体横断体层的解剖和病理结构，能使医师很容易地做出正常或病变的判断。

（2）此种层面图像能分辨相差极微细的人体组织，如颅脑CT检查。检查层面图像上，可识别脑的灰质及白质。

（3）这种检查对病人"无损性"（无痛苦），病人只要安静不动地躺在扫描床上即可。

（4）不出血，检查前后不必住院。

（5）图像清晰，由于CT检查是解剖图面，所以定位的准确率可达90%以上。它对治疗定位、观察病情既准确又系统。

（6）能分辨普通X线检查难以分辨的软组织之间的变化区和普通X线片难以显示的部位。

总之，CT检查装置使用价值很高，已在医学领域中被广泛地应用，临床上得到了很大发展，在骨关节检查中，尤其对脊柱病变，如椎间盘突出、椎管狭窄等诊断更为重要。

第三章
李氏手法正骨复位疗法的中药治疗

第一节　李氏手法正骨复位疗法的应用

伤科中药治疗法则，是在长期的医疗实践中逐渐形成的，是由跌打损伤的特点决定的。

跌打损伤疾病的特点是"气滞血瘀"，此种疾病，从发生、发展到过程的终结，都有不同程度的气血阻滞。因此就产生了通气活血法，并成为伤科治疗中的一个带普遍性的法则，它贯穿于伤科治疗的各个阶段和每个环节中。在损伤初期，气滞血瘀证候，往往十分严重，在这个阶段活血祛瘀为其主要治疗目的，因而产生了活血祛瘀法。如出现不通，甚至瘀血冲心、冲脑等症状，则应通腑逐瘀，有的伤后外邪得以侵袭，而与痹证并存，只用活血祛瘀法，则瘀不化，血不活，痹且不解，故宜用祛痹化瘀双解法。如有肝气郁结者，又必须兼用疏肝化瘀法治疗。由于动则生阳产热，剧烈运动跌仆重伤，往往产生肝热、心热、血热、体温升高等现象，又必须采取清肝、平肝、凉血法治疗。

在损伤初期，如有血液外溢和疼痛严重者，则应采取止血法和止痛法。伤势严重，出现神志昏迷，属于闭证者，需要用开窍法；属于脱证者，需要用回阳救逆法；生风痉挛者，需要用熄风镇痉法等。

在损伤中期，红热肿痛、出血等急迫证候解除后，有骨折筋断者，采用接骨续筋法；筋络拘急不舒者，采用舒筋活络法。在损伤中后期，骨软筋弱者，采用强筋壮骨法。若损伤日久，气血耗散过甚，或体质素弱，正气虚亏者，则用补益气血法，以扶正固本。

跌打损伤常与风、寒、湿、痹并存，故有专为论述祛痹法的必要。此外，骨伤患者如有外感发热或合并其他疾病，均有其相应的治疗法则，在此均从略。

古人对跌打损伤的治疗，开始只是采取一些最简单的治疗方法和药物（单方），后来经验积累多了，单方逐渐形成方剂（复方），治疗法则也随之产生，方剂与治疗法则，可以说几乎是同时产生，且又相互促进，并日趋完善，形成了现在常用的治疗法则和无数好的方剂。

第二节　李氏手法正骨复位疗法治疗与方剂的关系

一、方剂与辨证论治的关系

辨证论治，就是理、法、方、药在伤科医疗实践中的具体运用，是中医治疗的基本特点，也是中医的精华。

在伤科治疗中，理、法、方、药是一个完整的过程，它们之间相互联系而又相互依存，层次井然，环环相扣，不能割裂。

运用四诊、八纲、脏腑、病因、病机等中医理论，对患者所表现的症状、体征进行综合分析。辨明其属于何种证候，何种证型，这就叫作辨证，也即是理、法、方药中的理。在辨证的基础上，制定出治疗方案，称为论治。辨证中的证候，是个综合征群，它们有主有次，有急有缓，有基本的也有派生的。一种伤病，有其发生、发展到终结的过程。在这个过程中，一般可分早期、中期、后期等阶段，每个阶段各有不同的主证（症）或次证（症），基本证候（症状）或派生证候（症状），以及旁症、分症等，都必须辨识清楚，然后制定出治疗方案，即立法。法已立出，就需要选方遣药，即组药以成方。方剂是根据理、法、方、药的精神，按照主、辅、佐、使的组方原则，将有关药物组织起来，其方中有法，法中有理，方剂是理、法、方、药的具体体现。

组方是在分析证候的主次、缓急、先后，性质的阴阳、寒热、虚实以及病位的表里、上下等的基础上，精选药物，分清何为主，何为辅，何为监制，何为佐使，然后组成方剂。所以组方时必须对证候做全局的安排，这样的方剂，在治病中才能收到满意的效果，这是古人在长期的医疗实践中逐渐形成的一套我们现在仍然遵循的组方原则。由此可见，方剂与辨证论治的关系是十分密切的。

二、方剂与辨病的关系

证候是由疾病所产生的，一种疾病有其发生、发展到终结的过程。在这个过程中的每一个阶段，都会有一个或两个乃至多个不同证候类型。这些证候类型的形成，是由疾病的性质、患者的体质以及内外致病因素所决定的。因此必须透过现象看本质，进行严密的辨证，才能得出符合实际的诊断——证候类型诊断，然后立法制方遣药。没有辨证的过程，就不能制方遣药。但辨证不辨病，则对于证候的出现，不知其来龙去脉。即使能辨证，也一知半解，识近不能识远，识前不能识后，在治疗中则常处于被动状态。由于疾病的性质不同，症状虽然相似，其治法也各异，只有把辨证和辨病结合起来，既能治标，又能治本，在此基础上，按理、法、方、药的原则组方遣药，定能收到良好的效果。

三、方剂与治疗法则的关系

（一）方剂的组成是以治疗法则为依据的

没有治疗法则，则方剂失去组成准绳，药物的凑集就杂乱无章，治疗也会成为盲目的。法则是前提，方剂是法则的体现，有治疗法则，然后产生方剂，反过来，从方剂便可推知其所采用的法则，两者如影之与形，叶之与木。因此，读古人治法，既可推知病机病理，又可据此立方遣药，达到辨证论治的目的。

（二）方剂组成的原则

组方在古时称为君、臣、佐、使，在今则叫作主药、辅药、佐药、使药，意思是一致的。

（1）主药（君）：是用以治疗主证，起主要作用的药物，按证候的需要，可以用一味或两味以上。

（2）辅药（臣）：是协助主药或加强主药功效的药物。

（3）佐药：是协助主药治疗兼症，或抑制主药的毒性和峻烈之性，或是反佐的药物。

（4）使药：是引导各药直达病所，或调和各药作用的药物。

在伤科方剂中如七厘散，以血竭、红花、乳香、没药，活血化瘀，散肿止痛，作为主药，麝香、冰片行气通络，协助主药活血化瘀，走窜通络，使主药药力得以加强，故作为辅药。朱砂镇心安神为佐药，以治兼症，儿茶能生肌、止血，治疗损伤出血症状，作为佐药。总之，主药、辅药、佐药、使药是组方的原则和规律。这个规律，是前人在无数治疗实践中总结出来的，至今还具有现实意义。我们在伤科中药治疗方面，应不断总结经验，使伤科方剂不断得到充实和发展。在理、法、方、药中，以理统法，依法制方，用方领药，四者前后依存，互相促进。因此，理、法、方、药成为中医基础理论与经验中的精华，我们必须十分重视和认真研究。

第三节　中医骨伤治疗法则

一、通气活血法

通气活血法，即行气活血法，是伤科治疗诸法则中的一个基本法则。它贯穿于伤科治疗的全过程。气血是维持人体正常生命活动的物质，气血必须畅通无阻、川流不息地运行全身，才能发挥其营养和保卫作用。人体的四肢百骸，皮、肉、筋、骨、髓、腑各个大小组织及细微部分，都离不开气血的敷布、充养，否则就会百病丛生，诸病悉出。气和血是互根、互依、互相促进的,"气为血帅""血为气母",气行则血行,气滞则血瘀,气不到则血亦不到。虽是微小组织,一旦缺少气血的充养、保卫,便会产生病变,甚至坏死。因此,气贵乎通,血贵乎活,气通则血活,血活又能促进气的通畅。只有血活,才能除旧生新。因此,气和血是相互滋生、相互依存和相互促进的。跌打损伤,不论伤轻伤重,有意无意,必动七情,其气必乱、必壅,血亦必随气乱而壅滞。血液既因跌打损伤瘀阻停滞,气血的周流布护也就反常了。哪个部分瘀滞,哪个部分就不易得到气血的充养和保卫。甚者,可影响邻近组织或远端肢体乃至全身,从而变端百出,疾病丛生。因此,通气活血法,是伤科治疗的基本法则,它贯穿在伤科治疗全过程的各个阶段。在损伤初期,气血由于损伤使气滞血阻,不论内治或外疗,都应该采取通气活血法。若已有瘀血,应在通气活血法中,加化瘀行滞之品。在损伤中后期,瘀滞也往往因伤久生痹,因痹而瘀更难除去,因此,在通气活血法中,加去痹化瘀药物,才能收到良好效果。在损伤末期,患者因伤久气血亏损,宜采取补气血法。但是,在组方时,绝不能只是把补气、补血药物拼凑合成,必须辨证论治,采用通气活血法辅助进行。故在后期进行补气血时,应寓补于通,或寓通于补,因人因证,灵活运用,效果才好。

在伤科治疗的各个法则中,也应贯穿这个基本法则。如在活血化瘀法、舒筋活络法、祛痹化瘀法、祛瘀消肿止痛法、疏肝和脾法等法中,以及在中后期的接骨续筋法、强筋壮骨法,也应通补兼用,或补中兼通,或通中兼补。其他如止血法、麻醉止痛法在血止痛减之后,立即采取使气血通畅的各种措施,这样才能收到较好的治疗效果,而不致留下后遗诸症。如当归散,本方主治跌打损伤之气滞血阻的肿胀疼痛等证。方中当归、川芎为主药,没药为辅助药,苏木为佐、使药。当归行血活血,行血中之气而生新。川芎为气中之血药,辛散之力甚猛,能入肝入血,直上直下,升而不守。当归得川芎行气活血之力大增,能行血中之气,气中之血,气血两行,相得益彰。没药活血散血,能通血脉,其味苦能下泄,其味辛能散,既可拆川芎之过于升、窜,又有辅助、监制主药的作用。苏木味甘、咸、辛、酸,性凉而活血,对川芎既助其活血行血,又能监制川芎之过于辛散、温燥、窜走而起佐使作用。综观本方,既行血又行气，气畅血活，气血两行，而且有升（川芎）有降（苏木），有主辅，有佐使，组方颇妙。

二、祛瘀法

瘀血是指血液不活，积于病人体内而成。其产生原因有七情、六淫、痰、水、气血虚损和其他疾病等，而跌打损伤尤其是致瘀常见的原因，气血瘀阻又是跌打损伤从始到终的常见证候，所以祛瘀法是治跌打损伤常用的重要方法之一。由于损伤程度、部位和病程发展的阶段不同，其瘀滞证候的表现各异，常用的有活血祛瘀法，通腑逐瘀法和祛痹化瘀法三种。

（一）活血化瘀法

此法适用于跌打损伤引起的气血凝滞、经络不通所致疼痛诸证，在运用活血化瘀法的基础上，可根据瘀血证的特殊性，在一般治瘀法中，加特殊药物即可。如头部震伤或脑震荡者，可于一般祛瘀药中，加引经药、芳香清脑药，并用通腑药引瘀下行，一升一降，其在头部的瘀证便可得到解除。

祛瘀法和通气活血法相比，在病情上祛瘀法的适应证比通气活血法的气滞血瘀阻滞的程度稍重。在跌打损伤整个治疗中，通气活血法贯穿于从始到终的各个阶段中，而祛瘀法则最常用于跌打损伤的初期阶段中。

（二）通腑逐瘀法

通腑逐瘀法，就是通泄肠腑，以祛除瘀血的方法。瘀血停积在体内，不论在头部或在四肢，往往因腑气不通而加重病势。这时采用通腑逐瘀，则全身各处的瘀血必将迅速缓解，这就是所谓一局活则全局皆活。因为全身气血与局部气血的关系甚为密切，全身气血不畅，则局部气血亦因之不活；局部气血瘀阻，全身气血亦随之不畅，局部与整体是相互联系而又相互促进的。通腑逐瘀法是以肠腑不通为主要的适应证，即使在肠腑已通时，也可在逐瘀药中稍加通肠之品，使肠腑保持通畅，也能提高祛瘀化滞的功能。

通腑逐瘀法在伤科治疗上，对脑震荡、上身瘀血证，尤其在重伤初期大便秘结、肠腑不通时有其特殊的意义。在此情况下，采用本法效果特别显著。

(三) 祛痹化瘀法

损伤疾病，即气血瘀阻，加之四肢受伤，活动受限，失于运动，更会使气血停滞，易受风、寒、湿、热侵袭，经络不通而成痹证，出现肢节疼痛拘急、麻木不仁等证。在临床上，宜采用祛痹化瘀法进行治疗。由于痹去瘀化，筋骨得到舒缓，经络得以宣通，气血流畅而筋舒络活。因此，祛痹化瘀法实际与舒筋活络法的作用是一致的，不过前者是从病理而言，后者是从证候而言。但是，祛痹化瘀法主治的症候，常多为实证，而舒筋活络法的主治证候，常多虚实互见。因此，这两种治法，应当互相参用。

代表方为桃红四物汤。本方是由四物汤加桃仁、红花而成。四物汤为补血、调血、止痛之剂。在《理伤续断方》中，四物汤又用于跌打损伤，如"凡重伤、伤内有瘀血者用此"。可见四物汤治瘀血有一定效力。方中当归能行血活血，并有生血作用。川芎为血中气药，活血之力甚强，与当归配伍，其行血活血力量倍增。生地黄凉血生血，有逐血痹作用，凡肝热血热而血脉又不通者宜之。赤芍行瘀止痛，凉血消肿，味苦能泄，带酸入肝，专泻肝火，故损伤诸疾，由于肝热、血热，而又有瘀血者，尤宜配伍运用。综观四物汤中配以生地黄，则为通利血脉，理血和伤之品；加入桃仁、红花，则为活血化瘀，是应用很广泛的基本方。方中桃仁功能破血行瘀，润燥滑肠，善于破血，散而不守，泻而无补。滑肠通腑，腑通瘀化而无停留之势，故配以化瘀的红花，共为本方主药。红花用量少则生血养血，用量多则散血破血，用中等量则行血活血调血，在方中用8 g，因其质柔能化瘀散血，与桃仁配合，足以在方中起主帅作用而共为主药。四物汤利血、活血、生血，加桃仁、红花，既能协助主药，又能监制主药而起佐辅作用。全方有收有敛，有攻有守，有补有泻，因此，为伤科常用要方。

三、接骨续损法

通过辨证用药，以促进骨折愈合和损伤修复的方法，称为接骨续损法。

此法适用于骨折中期，经整复固定和内外用药之后，局部或全身的红肿、疼痛等急性炎症现象已基本消失，但骨未连接。残瘀仍阻滞脉络，局部血行不畅旺，故此期在运用接骨续筋药的同时，必须兼用通络化瘀药和行气活血药。加之骨属肾，筋属肝，损伤会耗气伤血，亏损肝肾，故还应酌情补益肝肾和调补气血。所以，滋补肝肾，行气活血，化瘀消滞等，亦是接骨续损法的主要内容。临证时，应根据病人的病情证候和体质情况，分清主次，辨证论治，恰如其分的将补肝肾、行气血、化瘀滞等法结合起来方能收到好的效果。

四、强筋壮骨法

强筋壮骨法，是补益法在伤科治疗中的具体运用。在损伤后期，气滞血瘀已经消除，骨已连接，筋已续复。但骨不健、筋不强，功能尚未完全恢复，而表现出筋骨痿软、无力或疼痛诸症。其原因多为损伤所致气血虚弱，肝肾亏损或伤后外感风寒湿邪。故临证时，应酌情使用补气血强筋骨，补肝肾强筋骨，驱风湿强筋骨等法治之。

骨与筋，在脏则属肝属肾，伤科病人因损伤筋骨而导致肾虚损，其中后期治疗，在运用通气活血的同时，重用补肝强肾之品，使肾精旺盛充沛，骨髓充盈，肝血畅旺，这样骨质才能得以长养健壮，诸筋也才充实坚强。故对肝肾虚损的伤科病人，后期采用补肝肾、强筋骨与通气活血恰当配合，并加入适当的补气补血之品，就能提高疗效，恢复骨与筋的固有功能。

跌打损伤病人，因损伤而致气血耗损或体质虚弱而形成虚证，以致邪留不去，筋骨不强，损伤难愈。必须采取补气血、强筋骨，以扶正祛邪，调整或改善机体生理功能，增强机体自身修复能力，但如无虚证，则不必采用。运用时，应审明属阴虚或阳虚，属气虚或血虚，或阴阳两虚，或气血两损，因人因证各有不同，所采用的补法也各异。如兼有外感风寒湿邪，则应根据正邪的瘅衰情况，或采用扶正祛邪，或采用攻补兼施之法，就会使邪去正复，加速机体功能的恢复。若是仅由于气血虚衰所致筋骨不健，并无病邪存在，则应大补气血，并与补肝肾相结合，正气健旺之后，筋骨自会增长健壮。强筋壮骨法，即是补气血、补肝肾，扶正祛邪之法。实践证明，它是伤科治疗中的重要方法之一。

五、祛痹法

临床上根据病邪偏胜和病变部位、证候特点，有风痹、寒痹、湿痹、热痹，以及周痹、血痹、气虚痹、血虚痹和心、肝、脾、肺、肾、肠等脏腑痹。总之，凡是邪气闭阻肢体、经络、脏腑所引起的多种闭阻症候，都形成各种痹症，内容极为广泛。

痹证与伤科疾病的关系密切。痹之为病，是因邪气闭塞经络、肢体、脏腑，使气血痹阻不通，而跌仆损伤在病因、病理上的主要特点，也是气滞血瘀。若兼风、寒、湿邪杂至，则易合而为痹。因此，伤科疾病与痹证，常同时并存。故在治疗上，也必须采取活血化瘀与解凝祛痹协同治疗。如此则可以收到经络、气血畅达，肢体、脏腑的阴阳得以平衡而伤痹得愈的效果。

六、疏肝理气法

跌仆损伤，最易伤肝、伤气，从而伤血。伤肝，则肝的疏泄失职，其气亦随之而乱。气乱，则血随之而乱。肝主疏泄，使全身气机舒畅，气血得以顺利运行。若疏泄失职，或疏泄不足，则气血周流受到阻滞，成为"气滞血瘀"；或者疏泄太过，"血溢经外"。肝疏泄失，其太过者，用平肝、疏肝或凉肝凉血法。这种法则，在跌打损伤治疗初期、中期乃至后期，常与行气活血、活血化瘀、舒筋活络，以及接骨续筋等法配合运用。由此可见，疏肝理气法对于伤科治疗是十分重要的法则。再者，肝的疏泄作用，对于全身气机、脏腑、经络、血脉等都具有舒畅、调达、宣散、疏通等综合性的生理功能。因此，不但伤科治疗必须注意调肝，使其发挥正常的疏泄作用，而且对于内外各科疾病的治疗也都应该注意调理肝气，故调理肝气，疏肝理气，成为最为常用的治疗法则之一。不过在伤科临床上运用疏肝理气法时，应根据病程的不同阶段和不同证候，与其他法则相互配合运用，才能取得好的效果。

此法在伤科治疗中，还应根据不同病变部位，加减适当的药物。如疏理上焦气血瘀阻，加苏梗、桔梗；疏理中焦气血瘀阻，加佛手；疏理下焦气血瘀阻，加乌药、茴香等。凡用疏肝理气药，必须注意"气药多耗阴血"。因此，不可过用，或与当归、白芍等补血、活血、养阴药配合，为佐为辅，则相得益彰，长服而少后患。

七、舒筋活络法

舒筋活络法，是对筋不舒而拘急，络脉不活而凝涩所设的一种治法。一般用温通之剂，故又称为温经通络法。

筋，附着在骨和关节之上。其性坚韧刚劲，功能由肝主宰，并由肝血所养。因此，肝的精气盛衰，会直接影响筋的功能。络，是经脉网络全身的微细分支，它无处不到，大经不通，则络脉也就不通。络脉阻塞，经脉也为之阻塞，筋也会失去气血的温煦濡养。因为经络是气血运行的输道，输道不通，则气血受阻，筋脉失养。伤损疾病，气滞血瘀，外受风、寒、湿、热而成痹，痹瘀纠结，以致经脉不通，引起筋骨拘急挛缩，屈伸不利，应当祛痹化瘀，舒筋活络进行治疗。若是失血过多，或是病久气阴两耗，筋骨失养，除应采取扶正除邪，或养血祛瘀，或补气祛瘀等法治疗外，还需要配合主动和被动的功能练习，才能达到舒筋活络，恢复功能的目的。

八、止血法

跌仆损伤常使皮肉筋骨、经脉破损，而血液溢出体外，或离经而瘀滞于体内，称为出血。若出血不止，则应采取止血法及时止血。其出血的程度，与损伤大小、轻重、部位和人体素质有关系。治疗时应辨证施治。如素体易动肝气，而产生肝火血热型出血，初期宜以凉血平肝止血为主，收敛止血为辅。若出血过多，或身体素虚，元气不足，以致血流不止者，则应以补气摄血为主，收敛止血为辅。既无血热，又无虚损者，则应采取收敛止血治疗。

根据伤科多瘀的特点，在运用止血药物的同时，宜兼用化瘀活血药。凉血止血药不可过用，补气摄纳不宜过偏，制方时宜止中有通，最好选用具有行血止血两备的药物，如三七、白芍之类。

九、止痛法

疼痛是伤科临床最突出的症状，它给病人带来很大的痛苦。如损伤剧痛，还会导致晕厥，故应采取止痛法治疗。

止痛法的运用，应从疼痛产生的原因入手，除去其致痛原因，使疼痛从根本上得到解除。若是疼痛剧烈，病人难以忍受，甚至昏厥，就应急则治标，采用麻醉法进行止痛，以减轻痛苦，若疼痛缓解之后，仍应治其本，以根除痛苦之源。

跌打损伤产生的疼痛，主要是由于瘀阻不通，经脉受损，或气血虚弱，血不养经所致。

伤损初期，由于气壅血瘀，则应疏肝调气，化瘀消肿，以止痛。在中后期，由于伤久生痹，气血瘀阻，则应化痹行气，活血化瘀，以止痛。若在后期，或因伤久气血虚耗，血不养筋，则应补气血，通活血，以止痛；或因体质素来阴虚火旺，火邪扰经而产生疼痛者，则应滋阴降火，调肝肾，和血脉，以止痛。不论何种疼痛，都应与通气活血法相结合，因疼痛的原因虽有多种，但在伤科中其产生疼痛的直接原因，则是气血瘀阻——"不通则痛"之故。

十、祛风镇痉法

跌打损伤引起痉挛、抽风，最常见的有破伤风、脑部受伤，这都是由外因引起而侵入内部，成为内外交病，且重点在里，这两者病情是严重的。另外，还有一般外风引起的口眼歪斜中，手足拘急，以及由于失血、血不养筋或风冷寒湿所致的转筋（肌肉痉挛）等。

跌打损伤，使脑部受震，肝风内动，头痛眩晕拘急者，在平肝熄风醒脑药中，加入活血行瘀药物进行治疗。若是脑伤出血，血瘀脑中，出现抽风痉挛者，则于平肝熄风醒脑之中，运用通腑化瘀法，以解除心脑的窒息状态，方能缓和病势。若是破伤风者，外治宜清创，或外敷内服玉真散之类，但必须配合其他疗法进行抢救。

其他由于一般外风所引起的口眼歪斜，手足拘急，以及由于血不养筋或外邪所致的"转筋"等，只要辨明原因，酌情施以药物、针灸或按摩，都可收到显著效果。

十一、开窍安神

用于治疗邪阻心窍，神志不安的方法，称为开窍安神法。所采用的方剂，称为开窍安神剂，适用于邪盛气实的闭证。开窍安神法分凉开法与温开法两种。温开法常用于寒湿痰浊阻塞心窍，神志昏迷的闭证，以及由于跌打损伤所致的气乱血瘀，阻塞心窍，脑迷神昏的实证，常用的药物均具有辛香走窜的作用，如麝香、冰片、苏合香、石菖蒲等。凉开法又称清心开窍或清热开窍法，适用于温热病引起的闭证，也适用跌打损伤重证属于瘀热郁结、闭塞心窍者，常用的药物有紫雪丹、安宫牛黄丸、至宝丹之类的方剂，具有祛除痰壅热结，开窍醒脑，安神定志的作用。

由跌打损伤重症引起的昏迷厥倒约有两种：一为闭证，二为脱证。闭证多为瘀血冲心，表现为牙关紧闭，两手握固，两便不通。脱证多为失血过多，包括血溢体外，血液离经，潴留体内，引起脱阴、脱液，随即脱气脱阻，表征多为四肢厥冷，目合口开，手撒遗尿，脉微细欲绝等。闭证治法，常采开窍法与逐瘀宁心相结合进行治疗。脱证亡阳，急用大剂人参、附片类，以回阳救逆；亡阴多先采用独参汤，继则宜滋阴增液或养津固气。

跌打损伤所致的闭证，在使用宣通开窍剂时，应与活血化瘀药配合运用，如黎洞丸、七厘散，及当归、川芎、丹参、郁金、琥珀等。

开窍药性多走窜，易引起流产，故孕妇慎用。热性病脑部易于充血或出血，以及脑血管意外患者，应慎用或禁用。

开窍剂的剂型，都是丸散成药，以便救急时立即应用，给药方式可用温开水化服或鼻饲，不宜加热煎服。

第四节　李氏手法正骨复位疗法的辨证用药

中医骨伤，一般包括肌肉、肌腱、筋膜、韧带、关节囊、滑液囊、皮肤、血管、神经等组织的损伤。此类损伤，在日常生活、劳动和体育运动中常有发生。根据其病因和病程的不同，一般分为急性损伤和慢性损伤两大类，进行施治。其辨证治则，有活血散瘀，消肿止痛，续筋强筋，补益气血和补益肝肾等。如兼有外感风寒湿邪，还应酌情使用舒筋活络，祛风除湿之剂。

一、急性中医骨伤

急性中医骨伤又称为新伤，是指受伤时间在1周至2周内。由直接暴力或间接暴力所致的损伤，此类损伤一般均有明显的外伤史，损伤局部常有明显的疼痛、肿胀、皮肤发红或青紫瘀斑，压痛，触之发热，活动受限等。严重的中医骨伤，除局部症状较严重外，因损伤剧烈疼痛或出血甚多，病人可有心慌、瘀血、发热、面色苍白、出冷汗，甚至昏迷等全身症状。

对于急性中医骨伤的治疗，应使其尽早修复损伤的组织。因此，除采取抬高患肢、适当固定和休息外，根据其局部症状表现辨证用药。一般用药有以下几个方面：

（1）伤后局部肿胀，疼痛，压痛，此为经脉受损，离经之血瘀滞于筋肉间，阻滞经脉不通，瘀肿作痛所致。治宜活血散瘀，消肿止痛。外用黄柏、血通、延胡索、赤芍、五灵脂、苏木、白芷、木香、川芎、防己等，或用一号新伤药，加三棱、莪术等，内服七厘散、制香片等。

（2）如伤后局部红肿，发烧，疼痛，此为瘀血化热所致烧热疼痛。治宜活血散瘀，清热消肿止痛。外用黄柏、蒲黄、木香、血通、白芷、延胡索、芙蓉叶、蒲公英等，内服桃红四物汤、七厘散等。

（3）损伤数日后，局部疼痛，肿胀发硬，活动受限，此为瘀血凝滞所致。治宜活血化瘀，散结止痛。外用三棱、莪术、延胡索、苏木、川芎、木香、海藻、羌活、独活等。内服桃仁、红花、当归尾、广三七、赤芍药、川芎、木香、香附、乳香、没药、甘草等。

（4）损伤日久，局部疼痛，硬结不散，功能障碍，此为气血凝结、经脉受阻所致。治宜通经活络，软坚散结。外用生南星、半夏、荔枝核、海藻、川芎、当归尾、牙皂等，或二号消结散。内服橘核、枳实、厚朴、川楝子、延胡索、桃仁、桂心、木通、丝瓜络、天花粉、木香等。

（5）损伤后，经过治疗，肿胀基本消退，但仍疼痛，软弱无力，此为伤后局部气血耗损，筋未连续所致。治宜生肌续筋，补气健脾。外用黄芪、当归、血竭、儿茶、乳香、没药、续断、白及、白术等。内服正骨紫金丹、白芪丸等。

（6）损伤日久，局部发凉，疼痛发胀，遇冷尤甚，此为寒湿阻滞经络所致。治宜温经通络，祛寒除湿。外用官桂、细辛、丁香、麻黄、威灵仙、海桐皮、苍术、川乌、草乌、鸡血藤等，或外贴活络膏。内服虎骨木瓜酒等。

（7）损伤日久，局部酸胀疼痛，肢体沉重乏力甚而水肿，此为湿阻经络所致。治宜除湿通络，舒筋止痛。外用防己、苍术、海桐皮、茯苓、羌活、独活、威灵仙、黄芪、泽泻、续断等，或用二号熏洗药熏洗。内服风湿酒。

（8）如滑膜或滑囊损伤后，关节（或局部）肿胀，痛，发热，皮肤发红，此为瘀血发热，关节不利所致。治宜散瘀退热，消肿止痛。外用赤芍、川芎、牛藤、山豆根、芙蓉叶、浮萍、防己、茯苓等。内服制香片。

（9）如关节损伤日久，反复肿胀，活动受限，且活动越多，肿胀越剧，此为气血虚损，经脉不通，关节不利所致。治宜补气消肿，通利关节。外用黄芪、党参、白术、茯苓、防己、泽泻、龙骨、牡蛎、川芎等。内服术桂散、白芪丸等。

二、慢性中医骨伤

慢性中医骨伤又称为陈伤、旧伤，是指受伤时间在2周至3周以上者。这里包括陈旧性损伤和慢性劳损两类。陈旧性损伤是指急性损伤未能及时和正确的治疗，或未治愈又再次受伤者。由于受伤组织未能及时重新生长修复或修复不良，常反复发病出现症状，如疼痛、压痛组织发硬、活动受限等。由于受伤局部供血不良，当气候变化或受凉遇冷时可使症状加重。慢性劳损，又称为劳伤，多因局部长期劳累过度，或由多次微细损伤积累而成。一般与职业性质、工种和运动项目有关。长期处于某种单一姿势，致使局部组织产生积累性损伤。劳损的受累组织常有充血、水肿、变性、增厚等病理改变，而出现疼痛、压痛，劳累后疼痛加重，休息后疼痛减轻等症状。陈旧性损伤和慢性劳损，虽然产生的原因不尽相同，但是其临床表现大体相似，故可将两者结合起来施治。

（1）局部反复疼痛，酸软无力，劳累后疼痛加重，休息后疼痛减轻，此为"久伤多虚"，营卫不和，血虚弱，血不养筋所致。治宜益气活血，调补肝肾。用当归、黄芪、续断、骨碎补、鸡血藤、乳香、没药、川芎、合欢皮、檀香等。

（2）如伤部疼痛、乏力，触之有条索或硬结感，此为"久伤多瘀"，气血凝结所致。治宜补气活血，散瘀止痛。外用黄芪、丹参、鸡血藤、川芎、五加皮、穿山甲、木香等。

（3）如伤部疼痛，肢冷发凉，遇寒加重，得热痛减，此为"久伤多寒"，寒入经络所致。治宜温经散寒，活络止痛。外用官桂、檀香、陈艾、川乌、草乌、川芎、威灵仙、甘松、月季花等。

（4）如伤部疼痛，酸胀麻木，天气变化加重，此为风湿阻滞，经络不通所致。治宜祛风除湿，舒筋活络。外用秦艽、防风、羌活、独活、海桐皮、钻地风、土鳖虫、木瓜、续断、木香、威灵仙等。

三、关节脱位

关节脱位又称为脱臼。它是在外力作用下（这里不包病理性脱位），使骨端关节面失去正常联系。关节脱位往往同时伴有关节囊、关节内外韧带或肌腱的损伤，而表现出疼痛、压痛、局部肿胀、功能障碍、畸形等症状。因此，除及时进行适当的李氏手法正骨复位和固定外，还要辨证地用中药治疗，才能促进损伤的愈合和关节功能的恢复。

关节脱位，进行手法整复和固定后，产生各种临床症状的原因，主要是由于关节周围骨伤所引起的。因此，将关节脱位整复后应辨证用药。

第四章
李氏手法正骨复位疗法的基本
手法及技术要求

第一节 概述

李氏手法正骨复位疗法治疗中医骨伤，即用手法纠正全身各关节及其肌肉、肌腱、韧带、骨膜、筋膜、血管等软组织的急慢性损伤，调整生理功能，分离组织粘连，促进局部血液循环，消除无菌性炎症，解除肌肉痉挛，使症状消失或缓解。实践证明李氏手法正骨复位疗法在治疗颈椎综合征、腰椎间盘突出症和肌肉及韧带损伤中疗效显著，是值得推广的方法。

一、发病机理

中医骨伤因受到跌、仆、闪、扭、冲撞、姿势不协调引起的闭合性损伤，常在局部软组织发生解剖位置的微细变化，它是一系列临床表现的病理基础。这种解剖位置的微细变化引起局部急性无菌性炎症反应或慢性组织变性、增生与粘连等组织形态学变化，从而导致功能障碍。这类中医骨伤，常发生在全身各关节及其附近的肌肉、肌腱、韧带、骨膜、筋膜、神经、血管等，而尤以颈、肩、腰、臀部多见。在上述组织中某一部分的解剖学位置异常的同时，常常波及邻近组织与器官的一系列继发的组织形态学变化及功能障碍。因此，应尽早地发现和纠正中医骨伤部位解剖学位置的变化，恢复病变部位的原解剖形态，同时治疗无菌性炎症，使病损部位尽快恢复，疾病即可治愈。如腰椎间盘突出症是患椎解剖位置的微细变化破坏了脊柱的正常（或代偿）内外平衡关系，椎间盘髓核突出压迫了神经根，即产生腰腿痛。医生检查时，在患处可触及患椎棘突的偏歪及棘间隙、椎间韧带的病理改变，并且可有压痛、放射痛和腰部功能障碍，髓核突出压迫神经根可造成患肢功能障碍及相应部位的皮肤知觉减退、腱反射改变、肌张力减退、肌肉萎缩等神经性体征。

肌肉损伤时常发生在肌腹和腱腹交界处或骨骼附着处，多可触到局限性肌纤维隆起、弥漫性钝厚，或呈条索状变硬、挛缩、弹性变差等变化，同时可伴有压痛或酸胀感。在临床上，以梨状肌及肩背部肌肉受损最多见。

暴力损伤往往可以附带撕下一部分骨质，伤后局部有明显的疼痛及触压痛，伴有肿胀、灼热，严重撕裂可出现局部畸形，产生较重的功能障碍。

任何关节（可动或微动关节）突然发生超出生理范围的活动时，就可能使关节错缝呈半脱位、脱位及其周围的关节囊和韧带发生损伤。韧带损伤也分为扭伤和撕裂。韧带扭伤时，局部可表现疼痛、触压痛，严重者可有肿胀。在未撕裂时所附着之关节似很坚固，仅表现为部分功能障碍，俗称"其病在筋，屈不能伸"；韧带撕裂时，多发于韧带中段或可能发生于起止端，造成撕脱骨折或局部骨膜下出血，表现为明显的疼痛、肿胀及触压痛，并可触及条索样剥离或弥漫性钝厚，所附之关节失去正常稳固性，可被拉开或松动，被动运动可有异常活动（超出生理范围），并影响生理功能。神经或血管的损伤，在闭合性中医骨伤中，常因不协调的运动牵拉或直接外力，使表浅神经在行径中轻度移位或挫伤，使表浅静脉破裂出血，造成严重疼痛和局部肿胀、灼热及皮下瘀血。

二、诊断

对中医骨伤除重点了解病史外，医生凭借临床知识和一双手在体表触摸到相应病变软组织或骨突的解剖位置及形态的变化为主要的诊断方法。如脊柱损伤时的棘突偏歪、高隆或凹陷以及相邻棘突间隙的变化等，因受伤部位及相邻组织水肿、瘀血、僵硬、挛缩、增生及疤痕等变化，故多能在软组织中触到相应的痕迹、核、块等。把病史、局部体征以及辅助检查结合起来，不但要看到致病因素、机体先天缺陷、临床症状、体征的一面，还要看到机体对抗疾病、修复适应代偿的另一面，进行综合分析，做出较明确的诊断。

三、手法治疗

由于对发病机理在认识上的提高，在明确诊断的同时，准确抓住病损部位微细解剖位置变化情况和中医骨伤的治疗原则，医生可根据各种疾病病理变化的特点和较确切的解剖定位，通过轻巧的手法，使病变组织恢复正常的解剖位置和形态，协调了患处内外平衡关系，也可以缓解肌肉痉挛，调节神经反射，促进血液及淋巴循环，增进组织新陈代谢，从而能消肿止痛，使损伤组织迅速修复，使生理功能尽快恢复。在病人不受（或少受）痛苦的情况下，短时间内取得良好效果。由于李氏手法正骨复位疗法在诊断与治疗上一般均可由医生的一双手来完成，不需要特殊的设备，手法轻巧、简便，收效迅速、满意，适应各类人群，此方法在借鉴了祖先手法的基础上，进一步提高和发展了治疗中医骨伤的技巧，为更多的病患者解除了痛苦。

第二节　中药熏蒸

一、中药熏蒸的原理

中药在软组织损伤临床应用中非常重要，因为忽然跌、忽然闪挫，必气为之震，震则激，激则壅，壅则气之周流一身者，忽因所壅而凝聚一处，是气失其所以为气矣。气运乎血，血本随气以周流，气凝则血亦凝矣。气凝在何处，则血亦凝在何处。故跌打损伤疾病的特点是"气滞血瘀"。此种疾病，从发生、发展到过程的终结，都有不同程度的气血阻滞。

在软组织损伤初期，气滞血瘀证候，往往十分严重，在这个阶段活血祛瘀为其主要治疗目的，因而产生了活血祛瘀法。如出现不通，甚至瘀血冲心冲脑等症状，则应通腑逐瘀，有的伤后外邪得以侵袭，而与痹证并存，只用活血祛瘀法，则瘀不化，血不活，痹且不解，故宜用祛痹化瘀双解法。如有肝气郁结者，必须兼用疏肝化瘀法治疗。由于动则生阳产热，剧烈运动或跌仆重伤，往往产生肝热、心热、血热、体温升高等现象，又必须采取清肝，平肝，凉血法治疗。如有血液外溢和疼痛严重者，则应采取止血法和止痛法。伤势严重，出现神志昏迷，属于闭证者，需要用开窍法；属于脱证者，需要用回阳救逆法，生风痉挛者，需要用熄风镇痉法等。

在软组织损伤中期，红、热、肿、痛、出血等急迫证候解除后，有骨折筋断者，采用接骨续筋法；筋络拘急不舒者，采用舒筋活络法。在中后期，骨软筋弱者，采用强筋壮骨法。若损伤日久，气血耗散过甚，或体质素弱，正气虚亏者，则用补益气血法，以扶正固本。

跌打损伤常与风、寒、湿、痹并存，此外，骨伤患者如有外感发热或合并其他疾病，均有其相应的治疗法则。

理气活血法、祛瘀法、接骨续损法、强筋壮骨法、祛痹法、疏肝理气法、舒筋活络法、止血法、止痛法、祛风镇痉法、开窍安神法为常用的中药治疗方法，尤以理气活血法最为常用。

在临床应用中，一般注重使用理气活血法，即行气活血法，它是伤科治疗诸法则中的一个基本法则，贯穿于伤科治疗的全过程。气血是维持人体正常生命活动的物质，气血必须畅通无阻，运行在全身，才能发挥其营养和保卫作用。

伤科治疗的各个法则中，应贯穿理气活血法基本法则。如在活血化瘀法、舒筋活络法、祛痹化瘀法、祛瘀消肿止痛法、疏肝和脾法等法中，或补中兼通，或通中兼补。其他如止血法、麻醉止痛法在血止痛减之后，立即采取使气血通畅的各种措施，这样才能收到较好的治疗效果，而不致留下后遗诸症。在治疗以颈椎病、腰椎间盘突出症为代表的慢性软组织损伤中，经几十年的使用和论证，应用理气活血法是最可行、最有效的治疗法则。

二、中药熏蒸的流程

（一）颈、胸、腰椎病中药熏蒸基本方剂组成

当归30 g、生地60 g、羌活15 g、川断60 g、乳香30 g、鸡血藤15 g、怀牛膝60 g、赤芍30 g、独活60 g、肉桂30 g、没药30 g、丁香15 g、川芎60 g、白芷60 g、杜仲60 g、大香15 g、木香30 g，共研磨为粗粉。

方解：

（1）当归：具有补血活、调经止痛、润肠通便之功效。

（2）生地：具有养阴生津之功效。

（3）羌活：具有散表寒，祛风湿，利关节之功效。

（4）川断：具有补肝肾，续筋骨，调血脉之功效。

（5）乳香：具有活血行气，通经止痛，消肿生肌之功效。

（6）鸡血藤：具有补血，活血，通络之功效。

（7）怀牛膝：具有补肝肾，强筋骨，活血通经，利尿通淋之功效。

（8）赤芍：具有养阴，行瘀，止痛，凉血，消肿之功效。

（9）独活：具有祛风胜湿，止痛，解表散寒之功效。

（10）肉桂：具有散寒止痛，活血通经之功效。

（11）没药：具有散血去瘀，消肿止痛之功效。

（12）丁香：具有促进血液循环之功效。

（13）川芎：具有活血化瘀，祛风止痛之功效。

（14）白芷：具有祛风，燥湿，消肿，止痛之功效。

（15）杜仲：具有补肝肾，强筋骨，安胎之功效。

（16）大香：具有生肌杀虫之功效。

（17）木香：具有行气止痛，温中和胃，涩肠止泻之功效。

（二）中药熏蒸袋的制作

采用上乘的棉质毛巾，颜色一般为深色，将毛巾剪制成长为35 cm、宽为15 cm的两片，缝合成一个袋子，在一侧放铜制拉链。

（三）中药熏蒸包的制作

取研磨的李氏中药熏蒸方大粗粉150 g，装进制作好的中药熏蒸袋里，拉好拉链以免药粉外流。中药包的制作如彩图8所示。

（四）中药熏蒸锅的配置

锅和笼的大小规格，锅一般采用40 cm不锈钢蒸锅，锅上面配置锅与笼相配套的蒸笼三层。

（五）配置熏蒸锅的原料

原料：80 ml醋+40 ml黄酒+10 kg水。做到水不宜过少，防止锅干；水不宜过多，防止中药包打湿。熏蒸锅的原料配置如彩图9所示。

（六）蒸包

每个蒸笼最多可放10个包，按层均匀摊平摆放，要求蒸包温度不低于60 ℃，如彩图10所示。

（七）中药熏蒸治疗

（1）病人俯卧于床上，做熏蒸前的准备，如彩图11所示。

（2）病人露出腰部，将蒸热的中药包横敷于腰部，加盖塑料纸（塑料纸应大于中药包，防止弄脏病人的衣物，如彩图12所示。

（3）中药包要热，但不能烫伤皮肤（当温度高于60 ℃时将中药包上下抖动，以不烫手为宜）。

（4）敷包时间为40分钟，每10分钟更换1次。

第三节 综合手法

一、正骨手法

（一）手摸诊断

这是施行手法的前提，特别是对骨折、脱位损伤，医者必须搞清楚弄明白，只有诊断准确，才能治疗到位。

（二）复位按摩

主要是调理骨折周围的软组织，使扭转曲折的肌肉、肌腱随着骨折复位而舒展通达，尤其对关节附近的骨折更为重要，操作时手法要轻柔，按照肌肉、肌腱的走行方向由上而下顺骨捋筋。

二、理筋手法

理筋手法是由按摩推拿手法所组成，按摩推拿手法是很丰富的，由于地区不同，各家师传的名称亦不统一。历代在民间相传而载入医著的方法，不可胜数，有些手法操作基本相同而名称各异。我们将传统的按摩推拿手法应用于治疗伤筋的部分加以整理归纳，称为理筋手法。现将理筋手法的治疗作用与其常用的手法分述于下。

理筋手法的治疗作用是多方面的，内容如下：

（1）活血化瘀，消肿止痛。肢体各部位伤筋之后，其损伤部位的血脉破裂而致瘀阻，或流注于四肢关节，或滞于筋络肌肉而肿痛，凡有瘀血停积都将雍阻气血循行之道。而理筋手法可活血化瘀，消除血管痉挛，增进血液循环，加速瘀血之吸收，"通则不痛"，从而使肢体损伤迅速消肿止痛。

（2）舒筋活络，解除痉挛。理筋手法既能直通气血，又能直接对患部之筋络进行按摩推拿而起到舒展与放松肌肉筋络的作用，并能解除由于损伤引起的反射性痉挛。理筋手法之所以能解除肌肉痉挛，主要是手法镇痛的作用，舒筋活络的效应，消除了引起肌肉痉挛的原因，调整了机体内部平衡失常，又能借"弹拨手法"牵拉筋腱及肌纤维，解痉减痛。

（3）理顺筋络，整复错位。临床上应用于膝踝关节韧带和关节囊的断裂，肱三头肌、腓骨长短肌的肌腱腱鞘炎，腰椎间盘纤维环破裂的突出物还纳，颈椎的轻度骨错缝等，总之，手法对软组织破裂、腱鞘炎、关节的错缝等具有理顺整复归位的作用。

（4）松解粘连，消除狭窄。理筋手法能松解损伤所致的粘连。消除腱鞘狭窄，通利关节。损伤之后，不论是何种筋伤，或肌肉、肌腱，或韧带、关节囊等软组织裂伤，皆可因局部出血、血肿机化而产生粘连，予以被动活动关节手法，辅以主动练功疗法，以松解粘连，恢复功能。对于腱鞘狭窄，粘连硬结，影响关节之伸屈活动者可用按摩弹技手法来剥离其粘连，扩大狭窄部，解除其弹响症状，使肌腱在腱鞘内运转自如，恢复正常滑动的功能。

（5）疏通经络，调和气血。理筋手法由点穴按摩等手法组成，重视循经取穴，以通郁闭之气，理筋痛、消痛、止痛之功用。医者在压痛点处用按法减轻疼痛，谓之镇痛。在伤处邻近取穴，"得气"以后，伤处疼痛得以减轻，称谓移痛。对陈旧性损伤所致的局部疼痛，反复用强刺激手法治疗后遗之疼痛，疼痛渐渐消失，称谓消痛。对内伤气血滞阻所致胸闷腹胀，经推拿后调理气血往往能较快地缓解症状。可以应用强而快的推拿手法通过经络使神经肌肉引起兴奋，用轻而缓的手法得到抑制，从而使体内阴阳平衡的失调，机体功能的紊乱得到调整。

（6）祛风散寒，除湿舒筋。理筋手法能治疗外伤兼类风湿痹证。中医认为，风、寒、湿三气杂至合而为痹，风胜为行痹，寒胜为痛痹，湿胜为着痹。痹在骨则体重，痹在脉则血涩，痹在筋则拘挛，痹在肉则不仁，痹在皮则寒。理筋手法具有舒筋活络、利关节、温通血脉的作用，临床对风、寒、湿所致腰痛及各部关节疼痛，在应用内外药物或针灸疗法的同时，结合手法往往能较迅速获效。

第四节　常用的诊治手法

李氏手法正骨复位疗法对中医骨伤的检查治疗手法不同于其他的按摩疗法，它比较简单、确切，但要达到手摸心会，熟练运用，疗效显著还必须通过实践逐步掌握。

一、摸法（彩图1）

摸法是施行手法的前提，医者必须在头脑中构成一个伤患内部的立体形象，做到"知其体相，识其部位，机触于外，巧生于内，手随心转，法从手出"。在患处仔细触摸，判断骨断、骨碎、骨歪、筋歪、筋正、筋断、筋走、筋粗、筋翻、筋寒、筋热等诸征，了解骨折部位情况或整复结果。

操作要点：在实施摸法时要闭合双眼，聚精会神，把全部的注意力放在右手的食指、中指、无名指上，从起点开始，中指在中心位置，食指和无名指跟随中指中心两侧，手随心转，感觉骨骼、肌肉、韧带、关节有无错位、变形、滑脱、损伤、水肿、积液，以达到明确诊断的目的。

二、捏法（彩图5）

用拇指和其他手指在施术部位做对称性的挤压，称为捏法。捏法操作简单，容易掌握，但要求拇指与其他手指具有强劲持久的对合力，所以需长期练习。捏法可单手操作，亦可双手同时操作。因拇指与其他手指配合的多寡而有三指捏法、五指捏法等名称。

（一）操作

用拇指和食指、中指指面，或用拇指和其余四指指面夹住肢体或肌肤，相对用力挤压，随即放松，再用力挤压，随即放松，重复以上挤压、放松动作，并循序移动。

（二）动作要领

（1）拇指与其余手指要以指面着力，施力时双方力量要对称。

（2）动作要连贯而有节奏性，用力要均匀而柔和。

（三）作用

捏法主要用于疲劳性四肢酸痛、颈椎病等病症。用于治疗疲劳性四肢酸痛时，用捏法自四肢的近端捏向远端，具有松肌舒筋、解除疲劳的作用。

三、扳法（彩图6）

使关节做被动的扳动，称为扳法。扳法应用于关节，使关节产生伸展、屈曲或旋转等运动形式，且多数情况下为短暂的、快速的运动。

（一）操作

1. 胸背部扳法（图4-1）

（1）胸背部扳法一

患者坐位，两手十指交叉扣住并抱于枕后部。医者站于其后方，以一侧膝关节抵住其背部病变处，两手分别握扶住两肘部。先嘱患者做前俯后仰运动，并配合深呼吸，即前俯时呼气，后仰时吸气。如此活动数遍后，待患者身体后仰至最大限度时，医者随即将其两肘部向后方突然拉动，与此同时膝部向前顶抵，常可听到"咔咔"的弹响声。

（2）胸背部扳法二

患者坐位，两手交叉扣住并抱于枕后部。医者站其后方，两手臂自其两腋下伸入，并握住其两前臂下段，一侧膝部顶压住病变胸椎处。然后握住前臂的两手用力下压，而两前臂则用力上抬，将其脊柱向上向后牵引，顶压住患椎的膝部同时向前向下用力，与前臂的上抬形成

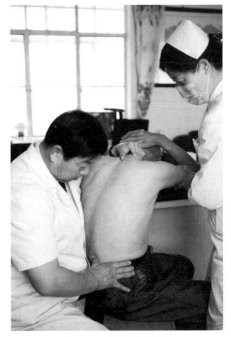

图4-1　胸背部扳法

对抗牵引。持续牵引片刻后，两手、两臂与膝部协同用力，做一突发性的、有控制的快速扳动，常可听到"咔咔"的弹响声。

（3）胸背部扳法三

患者俯卧位，全身放松。医者站于其健侧，以一手拉住对侧肩前上部，另一手以掌根部着力，按压在病变胸椎的棘突旁。一手将其肩部拉向后上方，同时按压胸椎，另一手将其病变处胸椎缓缓推向健侧，当遇到阻力时，略停片刻，随即做一快速的、有控制的扳动，常可听到"咔咔"的弹响声。

（4）胸背部扳法四

患者仰卧位，两臂交叉于胸前。两手分别抱住对侧肩部，全身自然

放松。医者一手握拳，拳心朝上，将拳垫在其背脊柱的患椎处，另一手按压于其两肘部。嘱患者深呼吸，当呼气时，按肘一手随势下压，待呼气将尽未尽时，做一快速的、有控制的向下按压，常可闻及"咔咔"的弹响声。

2．肩关节扳法（图4-2）

（1）肩关节扳法一

患者坐位，患侧肩关节前屈30°～50°。医者半蹲于患肩前外侧，以两手自前后方向将其患肩锁紧、扣住，患侧上臂置于医者内侧的前臂上。手臂部协调施力，将其患臂缓缓上抬到肩关节前屈至有阻力时，做一增大幅度的快速扳动。

（2）肩关节扳法二

患侧手臂外展45°左右。医者半蹲于其患肩的外侧，将其患侧上臂的肘关节上部置于一侧肩上，以两手从前后方向将患肩扣住、锁紧，然后医者缓缓立起，使其肩关节外展，至有阻力时，略停片刻，然后双手与身体及肩部同施力，做一肩关节

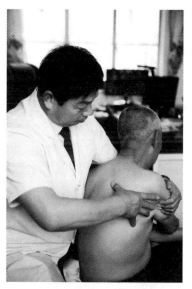

图4-2　肩关节扳法

外层位增大幅度的快速扳动，如粘连得到分解，可听到"咝咝"声或"咯咯"声。

（3）肩关节扳法三

患者坐位，患侧上肢屈肘置于胸前，手搭扶于对侧肩部。医者立于其身体后侧，一手扶按于患侧肩部以固定，另一手托握于其肘部并缓慢向对侧胸前上托，至有阻力时，做一增大幅度的快速扳动。

（4）肩关节扳法四

患者坐位，患侧上肢的手与前臂置于腰部后侧。医者立于其患侧的侧后方，一手扶按其患侧肩部以固定，另一手握住其腕部将患肢小臂沿其腰背部缓缓上抬，以使其肩关节逐渐内旋，至有阻力时，做一较快速的、有控制的上抬其小臂动作，以使其肩关节旋转至极限。如有粘连分

解时，可听到"唑唑"声。

（5）肩关节扳法五

患者坐位，两臂自然下垂。医者立于其身体后方，以一手托握住患肩侧上臂下段，并自前屈位或外展位缓缓向上抬起，至120°～140°时，以另一手握住其前臂近腕关节处。两手协调施力，向上逐渐拔伸牵引，至有阻力时，做一较快速的、有控制的向上拉扳。

肩关节上举扳法还可于卧位情况下操作，即患者侧卧位，患侧肩部在上。医者置方凳坐于头端，令患侧上肢自前屈位上举，待达到120°～140°时，以一手握其前臂，另一手握其上臂，两手臂同时施力，向其头端方向缓缓拔伸牵引，至有阻力时，可按肩关节扳法五要领进行扳动。

（6）肩关节扳法六

患者仰卧位，患侧上臂平放于床面。医者置方凳坐于其侧，一手托握其肘关节上部，另一手握住前臂远端，先使肘关节做缓慢的屈伸运动。如为肘关节屈曲功能受限，则在其屈伸活动后，将肘关节置于屈曲位，缓慢施加压力，使其进一步向功能位靠近。当遇到明显阻力时，以握前臂一手施加一个持续的使肘关节屈曲的压力，达到一定时间后，两手协调用力，做一小幅度的、快速的加压扳动。

（7）脊柱扳揉复位法

用一手拇指顶住偏歪的棘突向健侧推，另一手使脊柱向棘突偏歪侧顺时针或逆时针扳揉，两手协同动作将偏歪的棘突拨正，使相邻椎体恢复正常解剖位置。

①操作

患者坐位，自然放松。以右侧病变向右侧旋转复位为例，助手位于患者左前方，用两膝夹住其小腿部，双手按压于左下肢上部，以保证其坐位情况下，身体下半部姿势的固定。医者位于患者后侧右方，以左手拇指端顶按于脊椎偏远的棘突侧方，右手臂从其右腋下穿过并以右掌按于颈后项部。右掌缓慢下压，并嘱患者做前屈配合，然后右侧手臂缓慢施力，左手拇指端顶按住偏歪的棘突为支点，使其向前屈70°，再向右旋转至最大限度，右掌下压其颈部，右肘部上抬，左手拇指则同时用力向对侧顶推偏歪的棘突，常可听到"咔啪"的弹响声。

②动作要领

复位拇指放置位置可根据脊柱前屈、侧弯、旋转角度而酌定，可放于棘突上、棘突旁，关节突关节上。复位拇指拨正方向，外方向、外上方向。复位时病人主动前屈、侧弯，向内后方旋转。

脊柱旋转复位姿势准备好以后复位拇指瞬间用力，其余时间均不用力。要求复位手法稳准轻巧，复位时施用两个手的合力。

脊柱扳揉复位向一侧扳揉角度过大时，停止手法转向，另侧可以推顶同一棘突的上角或下角，两个椎体变位者可顶推另一椎体；单椎体变位者可以试顶上（或下）位椎体，但不用力，让变位椎体自行归位。

当患椎后仰扳揉时，屈曲扳揉拨正偏歪棘突复位；当患椎前倾扳揉时，过伸扳揉拨正偏歪棘突复位，腰（颈）曲前凸加深时，屈曲扳揉拨正偏歪棘突；腰（颈）曲反张时，伸直旋转拨正偏歪棘突。

③作用

脊柱扳揉复位法，主要用于颈椎病、寰枢关节半脱位、腰椎间盘突出症、脊椎小关节紊乱症。

（二）动作要领

（1）要顺应符合关节的生理功能。各关节的构成要素虽然基本相同，但在结构上各自有各自的特点，其生理功能有很大差异。所以要把握好各关节的结构特征、活动范围、活动方向及其特点。宜顺应、符合各关节的各自运动规律来实施扳法操作。

（2）操作时要分阶段进行。扳法操作第一步是使关节放松，可使关节做小范围的活动或结合摇法而使关节逐渐放松；第二步是将关节极度地伸展或屈曲、旋转，在保持这一位置的基础上，再实施第三步的扳法。

（3）扳动发力的时机要准，用力要适当。如发力时机过早，关节还有松弛的运动余地，则未尽其法；如发力时机过迟，关节在极度伸展或屈曲、旋转的状态下停留时间过长，易使松弛的关节变得紧张，而不易操作。若用力过小，则达不到治疗效果；用力过大，则易导致不良反应。

（三）作用

扳法主要用于颈椎病、落枕、寰枢关节半脱位、肩周炎、腰椎间盘突出症、脊椎小关节紊乱、四肢关节外伤后功能障碍等病症。

颈椎病、落枕、颈椎后关节错位，可用扳按复合法。对椎动脉型、脊髓型颈椎病可用扳法，颈椎间盘突出早期虽无脊髓症状体征者，亦可用颈部扳法。寰枢关节半脱位，可用寰枢关节旋转扳法，宜谨慎操作。肩周炎，宜用肩关节扳法。肩周炎粘连时间较长，功能障碍较重者，在施用扳法分解粘连时，一般情况下宜从小量分解开始，每次少分解一点，循序渐进，功到则自然成。切忌一次性分解粘连，以避免造成关节囊等软组织大面积撕裂。胸椎或腰椎关节紊乱，可用扩胸牵引扳法、胸椎对抗复位法、扳肩式胸椎扳法、仰卧位压肘胸椎整复法和腰部斜扳法。腰椎间盘突出症，宜用腰部斜扳法、后伸扳法及直腿抬高扳法。对腰椎间盘突出症突出物较大，椎管内硬膜囊受压较重者则忌用后伸扳法；突出物堵塞侧隐窝，造成侧隐窝极度狭窄者，做直腿抬高扳法时宜缓慢操作，扳动的力量不可过大，以避免造成神经根撕裂。四肢外伤骨折术后关节功能障碍者，宜用四肢关节扳法，亦要采用循序渐进的治疗原则。全身各关节扳法均具有滑利关节、整复错位、松解粘连的功效，兼具舒筋通络、解痉止痛的作用。

四、拨法（彩图2）

用拇指深按于治疗部位，进行单向或往返的拨动，称为拨法，又称指拨法、拨络法等。拨法力量沉实，拨动有力，有较好的止痛和解除粘连的作用。

（一）操作

拇指伸直，以指端着力于施术部位，其余四指置于相应位置以助力。拇指适当用力下压至一定深度，待有酸胀感时，再做与肌纤维或肌腱、韧带、经络成垂直方向的单向或来回拨动。若单手指力不足时，亦可以双拇指重叠进行操作。

（二）动作要领

（1）按压力与拨动力方向要互相垂直。

（2）拨动时拇指不能在皮肤表面有摩擦移动，应带动肌纤维或肌腱、韧带一起拨动。拨法与弹拨法有相似之处，其区别点在于拨法对皮肤无摩擦移动，而弹拨法除对肌纤维或肌腱、韧带施以弹拨外，对表皮亦形成了较重的摩擦移动。

（3）用力要由轻而重，实而不浮。

（三）作用

拨法主要用于落枕、肩周炎、腰肌劳损、网球肘等病症。

落枕，可在项背部酸痛点施以拨法，并配合颈部的前俯、后仰、侧屈等被动活动；肩周炎，若软组织粘连，功能活动障碍时，可用拨法拨肱二头肌长、短头肌腱附着处及三角肌与肱三头肌交接处，并配合肩关节外展、旋转等被动活动；网球肘，可拨肱骨外上髁压痛点。拨法用于以上病症，具有解痉止痛、分解粘连的作用。

五、按法（彩图3）

按法是由按法与揉法复合而成，包括拇指按法和掌按法两种，临床应用频度较高。

（一）拇指按法

通常分为单拇指按法和双拇指按法两种。

1. 单拇指按法

以拇指指纹面置于施术部位，其余四指置于其对侧或相应的位置上以助力。拇指主动施力，进行节律性按压揉动，单拇指按法在四肢及颈项部操作时，外形酷似拿法，拿法是拇指与其余四指两侧对称性用力，而单拇指按法的力点是在拇指侧，其余四指仅起到助力、助动的作用。

2. 双拇指按法

以双手拇指指纹面并列或重叠置于施术部位，其余手指置于对侧或相应的位置以助力，腕关节屈曲约60°。双拇指和前臂主动用力，进行节律性按压揉动。双拇指按法在操作时，与双手拿法外形相似，其区别在于前者的施力重点在双手拇指，而后者是双拇指与余指均等用力。

（二）掌按法

掌按法可分为单掌按法和双掌按法两种。

1. 单掌按法

以掌根部置于施术部位，其余手指自然伸直，前臂与上臂主动用力，进行节律性按压揉动。

2. 双掌按法

双掌并列或重叠，置于施术部位。以掌中部或掌根部着力，以肩关节为支点，身体上半部小幅度节律性前倾后移，于前倾时将身体上半部的重量经肩关节、上前臂传至手部，从而产生节律性按压揉动。

主要用于治疗颈椎病、肩周炎、腰背筋膜劳损等病症，一般多作为配合手法应用。

颈椎病，自上而下反复弹拨项韧带和两侧颈肌，以解痉止痛，可与颈项部按法等手法配合应用；肩周炎，弹拨三角肌与肱三头肌间隙处，以松肌止痛，可与肩部拿法、按法等手法配合应用；腰背筋膜劳损，如背部劳损者，可弹拨肩胛内缘、菱形肌及棘上韧带。如腰部劳损者，可弹拨两侧腰肌，尤其是第3腰椎横突处，以松解肌筋，止痛除酸。

3. 按揉法

拇指自然外展，其余四指并拢，以拇指与其余四指指腹部或指纹面对捏于施术部位。指、掌与前臂部主动运动，带动腕关节做轻度旋转运动，使拇指与其余四指对合施力，捏而揉之，揉而捏之，捏中含揉，揉中含捏，从而产生节律性的揉捏动作。在揉捏动作中，揉以拇指为主，其余四指为辅，而捏则以拇指为辅，其余四指为主。

按揉法主要用于治疗颈椎病、落枕、运动性疲劳及胸闷、胸痛等病症，可作为主要手法使用。

颈椎病，宜揉捏两侧颈肌及患侧上肢部，以舒筋活络，化瘀止痛。其中在揉捏患侧上肢的肱三头肌和肱二头肌时，要以手指的指纹面着力。可配合颈项部按法、捏颈项法、颈项部拔伸牵引及扳法等手法使用。落枕，用揉法揉捏胸锁乳突肌和斜方肌，以解痉止痛。在揉捏胸锁乳突肌时，可使用变化的按揉法，即拇指的指纹面和食指桡侧缘作为揉捏的着力面进行操作。对运动性疲劳所造成的四肢酸痛，用揉法自四肢的近端向远端操作，以舒筋活血，松肌除酸，常与四肢部拿法、抖法等配合使用。对于胸闷、胸痛，应自胸大肌走行方向由内而外反复揉捏胸肌，以理气宽胸。

治疗的常见疾病，如颈椎病、落枕、肩关节周围炎、颈肩综合征、前斜角肌综合征、胸胁迸伤、胸肋软骨炎、胸腰椎后关节紊乱、急性腰扭伤、慢性腰肌劳损、腰椎滑脱症（轻度）、第三腰椎横突综合征、骶髂关节半脱位、臀中肌损伤、梨状肌综合征、尾骨挫伤等。各种常见关节脱位，如下颌关节脱位、肩关节脱位、肘关节脱位、桡尺远端关节分离症、髋关节脱位等。四肢关节扭伤，如肩关节扭挫伤、肘关节扭挫伤、腕关节扭挫伤、半月板损伤、关节脂肪垫劳损、关节内外侧副韧带损伤、踝关节扭伤、跟腱损伤、退行性脊柱炎、类风湿性关节炎等。肱二头肌长头腱鞘炎、肩峰下滑囊炎、肱骨外上髁炎、肱骨内上髁炎、桡骨茎突狭窄性腱鞘炎、指部腱鞘炎等。

六、扽法（彩图7）

固定关节或肢体的一端，牵拉另一端，应用对抗的力量使关节或半关节得到伸展，称为扽法。扽法为常用手法之一，包括全身各部关节、半关节的拔伸牵引方法。

（一）操作

1. 颈椎扽法（图4-3）

（1）颈椎扽法一：患者坐位，医者站于其后，双手拇指端和指纹面分别顶按住其两侧枕骨下方风池穴处，两掌分置于两侧下颌以托扶助力。然后掌指及臂部同时协调用力，拇指上顶，双掌上托，缓慢地向上拔伸1～2分钟，以使颈椎在较短时间内得到持续牵引。

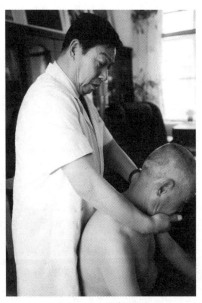

（2）颈椎扽法二：患者坐位，医者站于其后方，一手扶于其枕后部以固定助力，另一侧上肢的肘弯部托住其下颏部，手掌则扶住对侧面部以加强固定。托住其下颏部的肘臂与扶枕后部一手协调用力，向上缓慢地拔伸1～2分钟，以使颈椎在较短的时间内得到持续的牵引。

图4-3　颈椎扽法

（3）颈椎扽法三：患者仰卧位，医者置方凳坐于其头端，一手托扶其枕后部，另一手扶托下颏部。双手臂协调施力，向其头端缓慢拔伸，拔伸时间可根据病情需要而定，使颈椎得到持续的水平位牵引。

2. 肩关节拖法

（1）肩关节拖法一：患者坐于低凳上，两臂自然下垂。医者立于其身体后方，一手托握患肩侧上臂下段，并自前屈位或外展位将其手臂缓缓抬起，至120°～140°时，另一手握住其前臂近腕关节处，同时握上臂一手上移其下。两手协调施力，向上缓慢地拔伸，至阻力位时，以钝力持续进行牵引。

（2）肩关节拖法二：患者坐位。医者立于其患侧，以两手分别握住其腕部和肘部，于肩关节外层位逐渐用力牵拉。同时嘱患者身体向另一侧倾斜，或有助手协助固定其身体上半部，与牵拉之力相对抗。

（3）肩关节拖法三：患者仰卧位，患肩侧位于床边。医者置方凳坐于其身侧，以临近患者一侧下肢的足跟置于其腋下，双手握住其腕部或前臂部，徐徐向外下方拔伸。手足协调用力，使其患侧肩关节在外展位20°左右得到持续牵引，同时用足跟顶住腋窝与之对抗，持续一定时间后，再逐渐使患肩内收、内旋。

3. 腰部拖法

患者俯卧，双手用力抓住床头。医者立于其足端，以两手分别握住其两踝部，向下逐渐用力牵引。在牵引过程中，身体上半部应顺势后仰，以加强牵拉拔伸的力量。

4. 骶髂关节拖法

患者仰卧位，患侧膝关节略屈，会阴部垫一软枕。医者立于其足端。一手扶按其膝部，另一手臂穿过其膝后，握住扶膝一手的前臂下段，并用腋部夹住其小腿下段，再以一足跟部抵住其会阴部软枕处。然后手足协同用力，将其下肢向下方逐渐拔伸，身体亦同时随之后仰，以增强拔伸之力。

5. 踝关节拖法（图4-4）

患者仰卧位。医者一手握住其患肢侧的小腿下段，另一手握住其足掌前部。两手协同施力，向相反方向牵拉拔伸。在牵拉拔伸过程中，可配合进行踝关节的屈伸活动。

（二）动作要领

（1）拔伸动作要稳而缓，用力要均匀而持续。

（2）在拔伸的开始阶段，用力要由小到大，逐渐增加，拔伸到一定程度后，则需要一个稳定的持续牵引力。

（3）要掌握好拔伸操作术式，根据病情轻重缓急的不同和施术部位的不同，控制好拔伸的力量和方向。

（三）作用

抻法在骨科临床上主要用于骨折和关节脱位。颈椎病，宜用颈椎

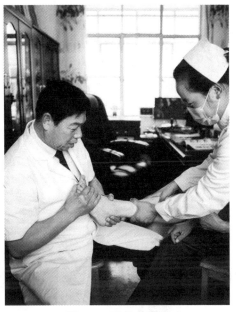

图4-4　踝关节抻法

抻法。操作时注意不可使患者的头部后仰及按压颈部两侧动脉窦。肩关节周围炎，可用肩关节上举抻法、肩关节对抗抻法。肩关节脱位，可用肩关节手牵足蹬抻法。腕关节扭伤、腕骨错位等可用腕关节抻法。腰椎间盘突出症、腰椎后关节紊乱、急性腰扭伤等症，可用腰部抻法。骶髂关节半脱位，宜用骶髂关节抻法。踝关节扭伤，宜用踝关节抻法。抻法具有分解粘连，整复错位，舒筋通络和滑利关节的作用。

七、理法（彩图4）

（一）操作

用双拇指或单拇指将移位的软组织（韧带、肌腱、肌纤维、神经等）扶正，再顺纤维方向按压、复平。

（二）作用

理法用于软组织的急性损伤，可使组织恢复正常，适应生理功能。

八、其他复位手法

（一）双拇指复位法

1．操作

双手四指微屈、拇指轻度背伸外展，用双拇指指腹桡侧在患处与纤维（肌肉、韧带等）、脊柱纵轴方向垂直按序依次左右分拨（图4-5）。

2．作用

纠正纤维剥离、钝厚、变硬、挛缩、弹性变差，以及棘突位置、棘间隙大小的变化等。

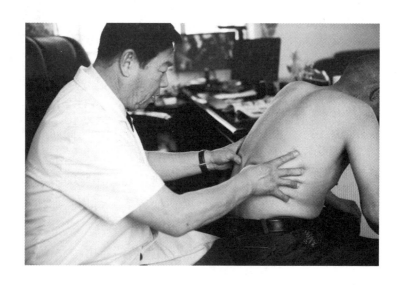

图4-5　双拇指触诊法

（二）单拇指复位法

1．操作

用一手拇指指腹桡侧在患处与纤维（肌肉、韧带等）、脊柱纵轴方向垂直按序依次左右分拨、按、摸（图4-6）。

2．作用

纠正中医骨伤和解剖位置异常。

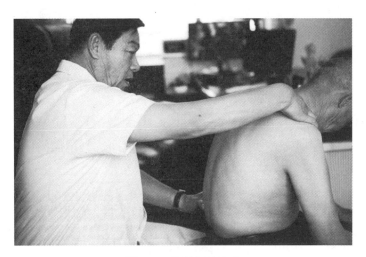

图4-6 单拇指触诊法

（三）分筋手法

1. 操作

用双拇指或单拇指在患处与纤维方向垂直左右弹拨（图4-7）。

2. 作用

对慢性损伤起到分离粘连、疏通经络、促进局部血液循环的作用。

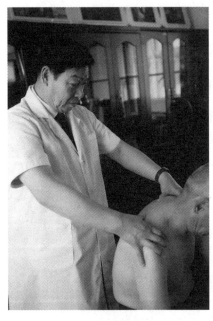

图4-7 分筋手法

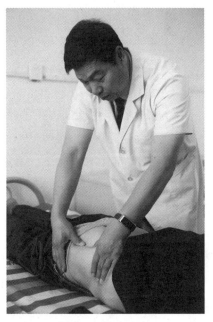

图4-8 镇痛手法

（四）镇定手法

1. 操作

在分筋理筋手法使肌肉恢复正常位置后，再用单拇指（或辅以其他手指）在患处静压10～20 s（图4-8）。

2. 作用

该法可解除肌肉痉挛，刺激相应的神经根而达到镇痛的作用。

第五节　李氏手法正骨复位治疗骨伤病的适应证

李氏手法正骨复位疗法治疗中医骨伤的适应证范围较广，包括各种关节、肌肉、筋膜、韧带、肌腱、神经等软组织扭挫伤，以及寰枢椎半脱位、颈椎综合征、腰椎间盘突出症、脊椎后关节紊乱症、椎弓裂及脊柱滑脱症等。同时，李氏手法正骨复位疗法可配合适当的休息以及必要的功能锻炼等，都能取得良好的疗效。但在下列情况下要慎用李氏手法正骨复位疗法治疗：

（1）各种急性传染病。

（2）各种恶性肿瘤的局部。

（3）各种溃疡性皮肤病。

（4）烧伤、烫伤。

（5）各种感染性化脓性疾病和结核性关节炎。

（6）严重心脏病、肝病。

（7）严重的（不能合作、不能安静）精神病。

（8）月经期、妊娠期妇女疾病。

（9）年老体弱的危重病患者。

（10）诊断不明，不知其治疗要领的疾病（如骨折、骨裂和颈椎脱位等），应视为禁忌证，严防治疗失误。

（11）诊断不明确的急性脊柱损伤或伴有脊髓症状患者，施用手法可能加剧脊髓损伤。在进行治疗前，应根据病史、临床症状、体征，做好诊断和鉴别诊断，严格掌握适应证。在进行手法治疗时应根据个体情况、病情，采取适宜手法，切忌暴力和千篇一律的治疗。治疗后病人应按医嘱进行适宜的休息和必要的功能锻炼。

第六节　李氏手法正骨复位疗法的基本技术要求

李氏手法正骨复位疗法具有独特的医疗作用和操作方便、适应范围广、疗效显著等特点，但对其手法操作本身需要注意以下问题。

一、体位的选择

手法操作前要选择好恰当的体位。对患者而言，宜选择感觉舒适，肌肉放松，既能维持较长时间，又有利于医者操作的体位。对医者来说，宜选择一个手法操作方便，并有利于手法运用、力量发挥的操作体位。同时要做到意到、身到、手到，步法随手法相应变化。在整个操作过程中，医者身体各部位动作要协调一致。

二、手法刺激强度的把握

手法刺激强度主要与手法的压力、作用部位、着力面积、受力方式及操作时间有关。

一般而言，刺激强度与手法压力成正比关系，即压力越大刺激越强。手法刺激量与作用部位的敏感性和治疗部位的肌层厚度有关。如用同样压力的手法，在经络、穴位较敏感的部位操作，就显得刺激较强，而在非经络、穴位处应用，则刺激相对较弱；作用在胸腹部等肌肉不太发达部位刺激较强，作用于腰臀部等肌肉发达部位则刺激较弱。所以，青壮年肌肉发达，手法的力量相对适当地加重，以增强刺激；老年人或儿童肌肉松软者，手法力量应减轻，以免造成不必要的损伤。中医骨伤的初期，局部肿胀，疼痛剧烈，手法的压力宜轻；宿痛、劳损，或感觉迟钝、麻木者，手法刺激宜强。久病体弱，用力以轻为宜；初病体实，用力应适当加重。手法的刺激强度一般与着力面积成反比。相同的压力，着力面积大，则刺激强度小；反之，着力面积小，则刺激强度大。如双掌按法，压力较大，但刺激并不强，而掐法和点法的压力并不太大，但刺激非常强。一般冲击力的施力形式要比缓慢形式的施力刺激强烈得多。如叩击类手法的拳背击法、点穴法以冲击力方式作用于人体，此类手法刚劲有力，操作时特别要注意动作的技巧性和选择适当的力度。一般而言，操作时间短，手法刺激强度小；操作时间长，手法刺激强度大。故操作时间太短则达不到治疗效果，但操作时间过长，也可对局部组织产生医源性损伤。所以操作时间要根据手法和疾病的性质以及操作范围大小而定。

三、手法操作过程中的施力原则

就一个完整的手法操作过程而言，一般应遵循"轻—重—轻"的原则，即前、后1/4的时间手法刺激量轻一些，中间一段时间手法刺激量相对重一些，体现出一定的轻重节奏变化。而具体在某一部位操作时，又需要注意手法操作的轻重交替，以及点、线、面的结合运用，不可在某一点上持续性运用重手法刺激。

四、手法的变换与衔接

一个完整的手法操作过程往往由数种手法组合而成，操作时需要经常变换手法种类。一方面要求医者的步法要根据手法的需要而变化，使手法变换自然、连续而不间断，同时，对手法的掌握和运用要十分熟练；另一方面，要求医者要充分集中注意力，做到意到手到，意先于手。

第五章
李氏手法正骨复位疗法的适应证

第一节　颈椎综合征

颈椎病又称颈椎综合征，是常见病、多发病。本病多见于15岁以上人群，男、女均可患此病。如长时间低头玩手机、打游戏、操作计算机、做十字绣等。此病是由颈项韧带硬化，颈椎间盘退行性改变，颈椎骨质增生以及颈部损伤等原因引起脊柱内、外平衡失调，刺激或压迫颈神经根、椎动脉、脊髓或交感神经的一组综合征。其临床表现轻者头、颈、肩、臂麻木疼痛，重者可致肢体疲软无力，甚至大小便失禁、瘫痪。病变累及椎动脉及交感神经时则可出现头晕、心慌等相应的临床表现。

一、解剖生理

颈椎共有7个，椎间盘6个，椎管和椎间孔由椎体和椎弓组成。除第1颈椎、第2颈椎外，颈椎3至颈椎7都有基本相同的结构。

1. 寰椎

第1颈椎，上连枕部，组成枕寰关节。寰椎无椎体，也无棘突，适宜头部做环转运动。寰椎由前后弓和两个侧块组成，前弓较短，与枢椎的齿状突构成寰齿关节。后弓较长，有向上后方的结节，是项韧带和头后小直肌的附着处，侧块上方与枕骨髁构成枕寰关节，侧块下方与枢椎构成寰枢关节。

2. 枢椎

第2颈椎，在椎体上方有一齿状的隆起，称为齿突，与寰椎构成寰齿关节。头做旋转运动时，齿突为轴枢，故又称枢椎。第2颈椎棘突长而粗大，横突较小、下垂，不分叉，便于头向左右活动。

3. 第3颈椎至第7颈椎

基本结构大致相同，每节椎骨均包括椎体、椎弓及突起等。前面椎体的连接，主要是钩椎关节，后缘是关节突关节。第3颈椎至第7颈椎椎体上缘呈左右方向的凹陷，在椎体两侧偏后方有向上的嵴状突起，称为钩突，左右两侧的钩突呈臼状包绕上方的椎间盘，并与上椎体形成滑膜性关节，即钩椎关节。此关节从左右增强了颈椎的稳定性，防止椎间盘向侧方脱出，当椎间盘退化变薄时，上下椎体缘往往发生碰撞而磨损，因而极易产生骨质增生，导致椎间孔缩小。

4. 椎间孔

颈椎的椎弓根较短而细，因此椎骨的上、下切迹较为狭窄，两者深浅也近似。相邻椎骨的上、下切迹组合形成椎间孔，颈椎的椎间孔为斜位的骨性管，呈卵圆形，其纵径大于横径。由于椎间孔的前后径小，若后关节突和椎体向前、后移位或骨赘形成，则可使前后径进一步缩小，临床上易出现神经根和椎动脉受挤压。

5. 关节突间关节

位置接近水平，因此稳定性较差，脊神经根位于此关节的前方，一旦椎间盘发生萎缩性退变、椎间隙变窄、关节突间关节囊松弛等，就容易发生椎体滑脱，从而使椎间孔变窄而产生神经根刺激症状。

6. 颈椎横突

由椎弓和椎体相连合成，其根部有一圆孔，称为横突孔或椎动脉孔。椎动脉从颈总动脉的后上方上升，进入第6颈椎的横突孔，向上于寰椎横突孔上方穿出。

二、发病机理

根据病变所在部位和对神经根、脊髓、血管、交感神经等压迫的轻重而表现出不同的症状。发病部位最常见的为 C_5，其次为 C_5、C_6，C_5、C_6、C_7，C_4、C_5、C_6、C_7。神经根受压的机会比脊髓多，脊髓受压者表现下肢症状较上肢症状更为明显。本症好发于颈部长期过伸或屈曲性劳损者，亦有因急性损伤立即发病者。绝大多数以"落枕"样症状起始，持久不愈，或出现反复"落枕"，颈部活动时有弹响声，颈部疼痛为持续性或间歇性，刀割样或烧灼样，甚至影响睡眠，疼痛多向不同部位放射，常因咳嗽、喷嚏、大便等动作而加重。

1. 神经根受压症状

颈髓在椎管内，颈椎1至颈椎2神经根向上，颈椎3至颈椎4神经根横行，颈椎5、颈椎6、颈椎7、神经根向下，下颈段活动多，牵扯机会大，临床上可因不同部位、平面和神经根压迫的程度而表现出不同的症状及体征。患者常觉手指麻木，上肢沉重，握力减弱，持物脱落，肩胛、肩、前胸、上肢外侧有疼痛。

2. 脊髓受压症状

颈椎椎体错缝、椎体后方骨赘、颈椎间盘向中线突出、黄韧带肥厚、关节突增生等致椎管前、后径变小而使脊髓受刺激和压迫，可产生运动、感觉障碍。

早期常有一侧或双侧下肢步态笨拙，迈步发紧，脚尖不能离地，痉挛性力弱，跌跤甚至不能走路；膝踝反射亢进，髌踝阵挛，巴宾斯基征（+），提睾反射及肛门反射减弱或消失。晚期可出现括约肌松弛及深感觉消失至完全瘫痪。

脊髓及神经根长期受压后，可在硬脊膜内外及根袖内外发生充血和粘连，对脊髓起着束缚作用。另外，颈髓横行的神经根及齿状韧带对脊髓也起着固定作用。当椎管前后径变小时，刺激或压迫脊髓使齿状韧带或神经根张力变大，对脊髓侧索产生一种病理性牵扯，造成椎体束损害的表现。所以脊髓型的颈椎病者常误诊为原发性或肌萎缩性侧索硬化症。

施用手法纠正颈椎解剖位置的轻微变化，使之恢复原颈椎间内外平衡关系，解除对侧索的牵扯，症状很快随之减轻至消失。

3. 椎动脉受累症状

颈性眩晕，主要表现是在颈部扭转或后伸时出现短暂的眩晕、恶心、耳鸣、头痛甚至猝倒等脑干缺血现象。停止颈部扭转，症状即可消失。

椎动脉在行径中有四个正常的弯曲，有助于代偿颈椎的运动。在寰椎上关节突的外侧和后侧，迂曲度较大，头颅转动时，可受到牵张而狭窄，影响通过其中的血流量。一般认为正常人当头向左转动时，左侧的椎动脉血流量减小，右侧椎动脉血流量增加而代偿。若血管有病损（如口血管壁粥样变性、疤痕，纤维化等）、颈6椎体以上侧方增生骨赘或颈椎错缝（或半脱位、脱位）时刺激或压迫椎动脉和交感神经丛，使之痉挛或管腔狭窄，血流量减小，出现代偿不足，呈现脑供血不全的征象，尤其在颈部活动时可诱发或症状加重。如单侧或双侧斜方肌、胸锁乳突肌痉挛（表现颈部后仰时颤抖、耸肩或斜颈外观）、麻痹（颈部无力，不能支撑头颅呈低头态，抬头困难或不能主动抬头），单侧面肌阵发性痉挛或麻痹、耳聋、耳鸣，吞咽困难、反呛、咽反射消失，发音嘶哑，说话不清楚，舌肌运动障碍，不能伸舌或伸舌偏向一侧等。此外，尚有角弓反张、伸展上下肢均是伸直僵硬的外展位，呈现大脑强直状态，复视、偏盲等临床表现，需与脑、脊髓实质性疾病相鉴别。经手法整复纠正颈椎错缝，恢复颈椎内外平衡关系，使血流量增加或恢复正常，上述症状可减轻或消失。

临床上患动脉硬化症的患者常出现许多脑缺血症状，正确识别颈动脉与椎动脉供血不足的临床症状和体征，对进一步诊断和治疗提供线索。

4. 交感神经受累症状

颈脊髓只发出运动纤维和感觉纤维，无交感神经细胞，颈神经无白交通支。由脊髓上胸段发出交感神经节前纤维进入交感干，以后上升至颈上、中、下神经节交换神经元，其节后纤维进入颈脊神经前支，随着脊神经的分支布于血管、腺体及立毛肌等。另外，部分节后神经纤维与脑神经直接或间接相连，其末梢分支可分布到咽部、心脏和头、颈及臂部动脉，至颈内动脉的纤维又以分支送到眼后部、扩瞳肌和上睑的平滑肌，围绕椎动脉的神经纤维最后又送到内耳。交通支的分支又发出脊髓脑膜返回神经，离开总干之后，重新进入椎间孔以供给硬脑膜、后纵韧带和颈部小关节突间关节囊组织，故反射性刺激交感神经可显示症状。颈椎错缝常致关节囊韧带或椎动脉的损伤，炎症波及颈交感神经或颈交感神经节时可引起许多症状，如视力模糊、眼睑无力、眼窝部胀痛、瞳孔放大、霍纳氏综合征（由于颈部交感神经麻痹所致，特点是眼球下陷、眼睑下垂、瞳孔缩小，可有同侧面部充血，无汗）、平衡失调、耳鸣、听力障碍、顽固性头痛、心悸、心动徐缓、心前区疼痛、手指肿胀、多汗、汗闭、面部潮红、肢体发冷、局部皮温下降、发热、血压升高、腹泻、便秘、闭经、第二性征异常等症状，需与冠心病、自主神经紊乱及神经官能症相鉴别。临床上根据颈椎解剖位置变化、骨质增生及软组织退变，刺激或压迫的情况不同，可将颈椎病分为神经根型、脊髓型、椎动脉型、交感神经型和混合型。最常见的是各型之间症状彼此掺杂的混合型。从颈椎内外平衡观点出发，以受伤机理及其所引起的颈部损伤性变化与体征为依据，将颈椎病分为伸直型与屈曲型两类。伸直型者多属于颈部过伸损伤后发病。常表现为颈部前屈受限明显，患椎棘突隐陷向内成角并伴有左右偏歪。X线侧位照片可显示生理前凸加大、变直或显示其正常生理曲线中断或向内成角。屈曲型者多发于长期低头工作人员，或因平素喜高枕睡眠者，由于积累性损伤或颈部屈曲位损伤而发病。常表现为后伸受限明显，患椎棘突高隆并伴有左、右偏歪。X线片显示生理前凸变平直、反张，也可有正常生理曲线中断或向后成角。

5. 退变与临床的关系

有些患者早期症状很严重，但X线片不一定有改变，X线片所显示的骨赘大小并不与神经性疼痛程度成正比；退变椎体棘突后方多伴有项韧带钙化。起病方式：退变严重而无症状，一次颈部挥鞭性损伤后突然发病，以反复"落枕"形式起病，日久后渐发生颈伴肩臂痛。

6. 椎体缘或椎间孔骨赘增生

颈椎由于积累性劳损、外伤、退变造成错缝或半脱位（脱位），使椎间孔和椎管矢状径变小，椎间中医骨伤，破坏了颈椎间的内在平衡，也引起了外在平衡（颈椎周围的肌肉）的相应改变。颈椎内外平衡的失调使颈硬、侧弯、主动活动受限、颈肩臂痛等。机体为扩大患椎椎间孔或椎管，使神经根、脊髓、血管等免受或少受压迫而出现代偿性颈椎曲线（原颈椎生理曲线消失、变直、反张、成角、中断）。久之，由于椎体间盘韧带间隙出血、机化、骨化，椎体缘受韧带关节囊的牵拉而出现代偿性骨质增生和椎间韧带损伤（肥厚、变性、钙化、骨化等），这些变化又起了维持和稳定损伤后的代偿性颈椎曲线的作用。颈椎骨质增生若对周围组织无明显刺激或压迫现象，可不出现或不加重颈椎病的临床表现，若对周围组织器官产生刺激或压迫作用，则出现不同的颈椎病的临床表现。所以对颈椎退变后的骨质增生应看到协调适应的一面，又要看到失偿后压迫和刺激的一面。我们采取手法纠正颈椎错缝（半脱位或脱位），促成恢复原椎间的内、外平衡。大部分颈椎病病人可减轻或去除症状，而增生的骨赘依然存在，由此可以说明骨赘不是引起颈椎综合征的根本原因。

7. 颈椎间盘纤维环破裂

关于颈椎间盘退变引起颈椎错位和骨赘增生已在前面谈到，但因颈椎间盘纤维环破裂髓核突出引起颈椎综合征很少见。其原因是颈椎椎体两侧有钩椎关节的保护，椎体两侧缘（钩突）及后缘向上凸出，椎体平面下凹呈盘状，阻挡了髓核向后外侧突出，又因颈椎间盘髓核偏于前侧，纤维环的后壁较厚而坚韧，后纵韧带又较为坚强。这些解剖结构的特点，使得颈椎间盘的纤维环不易破裂，即使破裂髓核也不易向后外侧突出。

8. 颈椎骨折脱位

由于颈椎骨折后出血、水肿，可波及椎间孔或骨碎片的移位，直接压迫神经根或脊髓，也可因骨折后骨痂形成，使椎间孔变窄，或者颈椎脱位（半脱位），使椎间孔和椎管矢状径变窄产生神经根（或脊髓）压迫症状。

三、病因病机

颈椎病是一种颈椎退行性疾病，颈椎间盘退变是本病的内因，各种急、慢性颈部外伤是导致本病的外因。由于长期从事低头工作，使椎间盘发生退变，导致关节囊和韧带松弛，椎骨间滑移活动增大，影响了脊柱的稳定性，久之产生骨赘增生、韧带钙化，直接和间接地刺激或压迫颈神经根、椎动脉、交感神经、脊髓而使颈椎病发作。

1. 内因

在一般情况下颈椎椎间盘从20岁以后开始退变，退变从软骨板开始并逐渐骨化，通透性随之降低，髓核中的水分逐渐减少，最终形成纤维化，缩小变硬成为一个纤维软骨性实体，进而导致椎间盘变薄，椎间隙变窄。由于椎间隙变窄，使前、后纵韧带松弛，椎体失稳，后关节囊松弛，关节腔变小，关节面易发生磨损而导致增生。由于以上因素使颈段的脊柱稳定性下降，椎体失稳，故椎体前后形成代偿性骨质增生。总之，椎体后关节、钩椎关节等部位的骨质增生以及椎间孔变窄或椎管前后径变窄是造成脊髓、颈神经根、椎动脉及交感神经受压的主要病理基础。

2. 外因

颈椎的急性外伤或慢性劳损是引起颈椎病的外因。由于跌、仆、扭、闪或长期低头的人，如缝纫、刺绣、打字、玩手机、斜卧看书等不良姿势的人均可使颈椎间盘、后关节、钩椎关节、颈椎周围各韧带及其附近软组织受到不同程度的损伤，从而破坏了颈椎的稳定性，促使颈椎发生代偿性骨质增生。若增生物刺激或压迫邻近的神经、血管和软组织就会出现各种症状。此外，颈项部受寒，肌肉痉挛，使局部缺血、缺氧，也可引起临床症状或诱发各型颈椎病。

四、临床表现

1. 神经根型颈椎病

（1）肩背或颈枕部呈阵发性或持续性的隐痛或剧痛。

（2）受刺激或压迫的颈脊神经其走行方向有烧灼样或刀割样疼痛，伴针刺样或过电样麻感。

（3）当颈部活动、腹压增高时，上述症状会加重。

（4）颈部活动有不同程度受限或发硬、发僵，或颈呈痛性斜颈畸形。

（5）患侧上肢发沉、无力，握力减弱或持物坠落。

（6）生理前凸减少或消失，脊柱侧凸。

（7）颈部肌肉张力增高，局部有条索状或结节状反应物。

（8）椎间孔挤压试验阳性。

（9）臂丛神经牵拉试验阳性。

（10）X线片示与临床表现和检查一致。

2. 脊髓型颈椎病

（1）四肢麻木、酸胀、烧灼感、僵硬无力。

（2）头痛、头昏、大小便改变（如排尿、排便障碍、排便无力或便秘等）。

（3）重者活动不便、走路不稳，甚至出现瘫痪。

（4）肢体张力增高，肌力减弱。低头1分钟后症状加重。

（5）肱二头肌、肱三头肌肌腱及膝、跟腱反射亢进，同时还可出现髌阵挛和踝阵挛。

（6）腹壁反射和提睾反射减弱。

（7）霍夫曼氏征和巴宾斯基征阳性。

（8）X线片示椎体后缘骨质增生，脊髓造影可见异常。

3. 椎动脉型颈椎病

（1）每当头部取过伸位或转向某一方位时，即出现位置性眩晕、恶心、呕吐、耳鸣、耳聋等。

（2）猝然摔倒，摔倒时，神志多半清醒。

（3）病变节段横突部压痛。

（4）颈椎旋转到一定的方位即出现眩晕，改变位置时，症状即可消失。

（5）X线片示钩椎关节侧方或后关节部骨质增生，斜位片可见椎间孔变小。

（6）椎动脉造影可见椎动脉扭曲。

（7）脑血流图可出现异常。

4. 交感神经型颈椎病

（1）头痛或偏头痛，头沉或头晕，枕部或颈后痛。

（2）心跳加快或缓慢，心前区有疼痛。

（3）肢体发凉，局部皮温降低，肢体遇冷时有刺痒感，继而出现红肿、疼痛加重，也有指端红肿、发热、疼痛或痛觉过敏。

（4）有耳鸣、耳聋等。

（5）X线片示椎体和钩椎关节骨质增生。

（6）根据临床体征排除其他疾患。

五、诊断与鉴别诊断

临床上根据患者的病史、症状和体征可有初步诊断印象，通过进一步检查可明确诊断，并与下列疾病相鉴别。

1. 神经根型颈椎病

（1）颈部风湿病

有颈肩上肢以外多发部位的疼痛史，无放射性疼痛，无反射改变，麻木区不按脊神经根节段分布，该病与天气变化有明显关系，服用抗风湿类药物症状可好转。

（2）落枕

颈项强痛，无手指发麻症状，起病突然，以往无颈肩症状。

（3）前斜角肌综合征

颈项部疼痛，患肢有放射痛和麻木触电感，肩部下垂时症状加重，肩上举时症状可缓解，前斜角肌痉挛发硬，艾迪森氏试验阳性。

2. 脊髓型颈椎病

（1）颈脊髓肿瘤

颈、肩、枕、臂、手指疼痛或麻木，同侧上肢为下运动神经元损害，下肢为上运动神经元损害。症状逐渐发展到对侧下肢，最后到达对侧上肢。压迫平面以下显示椎间孔增大、椎体或椎弓破坏。造影显示梗阻部造影剂呈倒杯状。

（2）脊髓粘连性蛛网膜炎

可有脊神经感觉根和运动根的神经症状，亦可有脊髓的传导束症状。腰椎穿刺时脑脊液呈有不全或完全梗阻现象。脊髓造影时造影剂通过蛛网膜下腔困难，并分散为点滴延续的条索状。

（3）脊髓空洞症

好发于20岁～30岁的年轻人，痛觉与其他深浅感觉分离，尤以温度觉得减退或消失较为突出。

3．椎动脉型颈椎病

（1）病变节段横突部压痛。

（2）颈椎旋转到一定的方位即出现眩晕，改变位置时，症状即可消失。

（3）X线片示胸椎关节侧方或后方关节部骨质增生。

（4）椎动脉造影可见椎动脉扭曲。

4．交感神经型颈椎病

（1）心绞痛

有冠心病史，发作时心前区剧烈疼痛，伴胸闷气短、出冷汗。心电图有异常表现，含服硝酸甘油片有效。

（2）其他

神经官能症或自主神经紊乱症。

六、影像学检查

1．X线检查

每个病例均应常规拍摄颈椎正位、侧位及动力位X线平片。在读片时可发现颈椎生理前凸减小或消失；受累椎间隙变窄，可有退行性改变。年轻病例或急性外伤性突出者，其椎间隙可无异常发现，但在颈椎动力性侧位片上可见受累节段不稳，并出现较为明显的梯形变（假性半脱位）。

2．CT检查

CT检查（图5-1）对本病的诊断有一定帮助，但在常规CT片上往往不能确诊。近年来，不少学者主张采用脊髓造影＋CT检查（CTM）诊断颈椎间盘突出症，认为CTM对诊断侧方型突出的价值明显大于MRI检查；但笔者以为，高清晰度、高分辨率的磁共振影像技术，将更有利于患者。

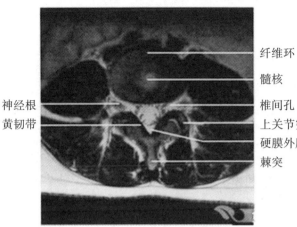

纤维环

髓核

椎间孔

神经根

上关节突

黄韧带

硬膜外脂肪

棘突

图5-1　CT检查图片

3. MRI

MRI检查对颈椎间盘突出症的诊断具有重要价值。其准确率明显高于CT检查和脊髓造影。但通过MRI检查对颈椎侧方型突出的判定不如对腰椎的准确，这可能与颈椎椎间孔小、缺乏硬膜外脂肪及退行性变有关。在MRI片上可直接观察到椎间盘向后突入椎管内，椎间盘突出成分与残余髓核的信号强度基本一致（图5-2）。中央型突出者，可见突出椎间盘明显压迫颈髓，使之局部变扁或出现凹陷，受压部位的颈髓信号异常。侧方型突出者，可见突出的椎间盘使颈髓侧方受压变形，信号强度改变，神经根部消失或向后移位。

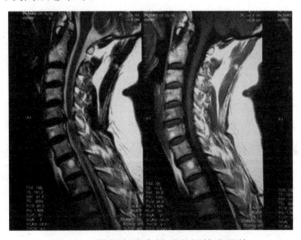

图5-2　椎间盘突出核磁共振检查图片

七、治疗

颈椎综合征治疗应紧扣颈椎间盘退行性改变、骨质增生等原因引起脊柱内、外平衡失调及其症状，综合分析不同个体的具体情况，触到患椎棘突，辨清偏歪的方向，酌用轻巧手法，拨正偏歪棘突，使患椎回到原解剖位置，促进损伤修复，恢复颈椎正常的内、外平衡关系，解除神经根、脊髓、血管、交感神经的刺激或压迫，临床症状和体征随即减轻或消失。一般采用中药熏蒸和李氏手法正骨复位。

1. 中药熏蒸

（1）合理配置锅底底料（底料：80 ml醋+40 ml黄酒+10 kg水）。做到水不宜过少，防止锅干；水不宜过多，防止中药包打湿（彩图9）。

（2）方剂组成：金毛狗脊50 g、桑寄生50 g、钻地风50 g、菟丝子50 g、川断50 g、独活50 g、羌活50 g、补骨脂50 g、木香50 g、牛膝50 g、土鳖虫50 g。共研细末装入毛巾袋中，每袋50 g，放置在蒸锅中蒸50分钟。

（3）中药蒸包：要求蒸包温度不低于60 ℃（彩图10）。

（4）中药熏蒸治疗：

①病人俯卧于床上，露出颈部及肩胛，将蒸热的中药包竖敷于后颈部，加盖塑料纸（塑料纸应大于中药包，防止弄脏病人的衣物）。

②熏蒸时要求中药包要热，不能烫伤皮肤（当温度高于60 ℃时将中药包上下抖动，以不烫手为宜）。

③敷包时间为40分钟，每10分钟更换1次。

2. 李氏手法正骨复位

1）拨捏复位法

（1）病人端坐位，首先用单拇指触诊法摸清偏歪的颈椎棘突，医者左手拇指的桡侧面顶住偏歪棘突的右侧，让病人头颈部向前35°，再向左侧偏45°，医者右手掌托扶病人左面颊及颌部。助手站在病人左侧，用左手掌压住病人右颞顶部，按复位的需要向下压头颅。施用手法时医者右手掌向上用力使头颈沿矢状轴上旋45°；与此同时左手拇指向左侧（或左前外方向）水平方向顶推偏歪棘突，可速听一响声，同时感觉指下棘突向左轻移。然后，让病人头颅处中立位顺压棘突项韧带，松动两侧颈肌，手法完毕。

（2）病人端坐位，颈部自然放松，向颈部旋转受限侧，主动旋至最大角度。医者一手拇指顶推高起之棘突，余四指扶持颈部；另一手掌心对准下颌，五指握拿住下颌骨（或医生前臂掌面紧贴下颌体，手掌心抱住后枕部）。施术时抱头之手向直上牵提和向受限侧旋转头颅，与此同时另手拇指向颈前方轻微顶推棘突高隆处（若手法熟练，棘突偏歪病人用该法整复时，拇指可向对侧水平方向顶推棘突），多可速听一响声，指下棘突轻度位移，已觉对缝，嘱病人头颈部处中立位，单拇指触诊已属正常，手法完毕。

2）按揉

按揉臂丛神经和患椎两侧的韧带及肩部发生改变的肌肉组织，达到康复的目的。颈椎病引起的上肢疼痛，也是非常严重的，在治疗中用手法将患侧肩关节内、外肩胛触摸到底，索条状物弹拨开。对颈椎病引起的眩晕、恶心、头疼，按揉风池穴、风府穴、通天穴下三分处。

3．中药治疗

（1）外用药：千斤拔60 g，杜仲12 g，熟地30 g，白芍12 g，川木瓜12 g，川牛膝12 g，益母草30 g，阿胶12 g，茯苓15 g，何首乌18 g，苡仁12 g，钩藤15 g，防己10 g，党参21 g，鹿衔草30 g，大力王12 g，丢了棒30 g。1包分为10小份，取其中1小份，用两个鸡蛋清调和后竖放在颈椎摊平，然后在上面放1个塑料袋，1条干毛巾，放个热水袋加热1 h后废弃。每天下午使用。

（2）口服药：白花蛇20 g，穿山甲20 g，全蝎20 g，川牛膝20 g，甘草20 g，蜈蚣6条，川楝子12 g，桃仁10 g，红花10 g，粉成末粉。口服3 g，每日3次，黄酒冲服。

（3）白花蛇：祛风湿，通经络。治风湿顽痹，肌肤不仁。

（4）穿山甲：

①祛风除湿。穿山甲鳞片对风寒湿邪痹阻经脉，气血凝滞不通所致的腰腿骨节疼痛，风湿痹痛，屈伸困难，中风瘫痪等有很好的治疗作用。

②活血散结，消肿止痛。痈肿初起红肿热痛，跌打损伤，关节肿胀，

胁肋疼痛，半身不遂、各种淋巴结肿大、肿瘤包块及各种癌症均可以使用穿山甲进行治疗。

（5）全蝎：息风镇痉，攻毒散结，通络止痛。

（6）川牛膝：活血通经，祛风除湿，利尿通淋。

（7）甘草：补脾益气，清热解毒，祛痰止咳，缓急止痛，调和诸药。

（8）蜈蚣：息风镇痉、攻毒散结、通络止痛。

（9）川楝子：舒肝行气，止痛，驱虫。

（10）桃仁：活血祛瘀，润肠通便，止咳平喘。

（11）红花：有活血通经、祛瘀止痛的功效。

八、李氏手法正骨复位治疗颈椎病

颈椎病是由于颈椎及其软组织退变引起脊椎内、外平衡失调，压迫或刺激颈部血管、交感神经、神经根和脊髓等而引起颈、肩、上肢、头、胸部疼痛的常见病，也是长期低头伏案工作者的职业病。该病属中医"痹症"范畴，临床辨证以"骨痹"见著，兼有"肌痹""筋痹""脉痹"等症混杂不一。本书应用李氏手法正骨复位疗法治疗颈椎病630例，疗效显著，报告如下。

1. 临床资料

本书收集1988年以来诊治的颈椎病630例，其诊断标准：脊椎内、外平衡失调，压迫或刺激颈部血管、交感神经、神经根和脊髓等而引起颈、肩、上肢、头、胸部疼痛。颈椎X线片表现为生理弯曲消失，变直或反张，椎体骨赘增生，椎间隙、椎间孔变小，项韧带钙化，单拇指触摸颈椎，患椎棘突偏歪，偏歪棘突上韧带纯厚、压痛明显，臂丛牵拉试验或椎间孔压缩试验阳性。

630例中，男354例，占56.19%；女276例，占43.8%，年龄26～65岁，平均45.5岁。病程最长23年，最短3天。所有诊治的病例均符合颈椎病的临床诊断，均备有X线检查或CT检查确诊为颈椎退行性改变。颈、肩胛痛31例，占4.9%，颈、肩胛、肩疼痛75例，占11.9%，颈、肩、前胸、上臂外侧痛428例，占67.9%，颈、肩痛、手麻51例，占8.1%，头痛、头晕451例，占71%。单拇指触诊检查颈椎病人颈椎棘突偏歪情况：C3，偏歪3例，占0.47%；C4，偏歪69例，占10.9%；C5，偏歪481例，占76.3%；C6，偏歪56例，占8.9%，C7，偏歪21例，占3.3%。

2．治疗方法

颈椎错缝、半脱位的患者让其端坐，颈部自然放松，颈部旋转至受限侧，主动旋至最大角度。医者一手拇指顶推高起之棘突，余四指扶持颈部；另一手掌心对准下颌，五指托拿住下颌骨。施术时抱头之手向直上牵提并向受限侧旋转头颅，与此同时另手拇指向颈前方轻微顶推棘突高隆处，多可速听一响声，指下棘突轻度位移，已觉对缝，嘱病人头颈部处中立位，单拇指触诊已属正常。方法完毕，嘱病人酌情限制颈部活动，屈曲型者将颈部放于低枕，伸直型者可睡高枕勿睡硬枕。然后按摩臂丛神经、双风池穴5～10分钟，手法可由轻到重，再由重到轻。按摩发际旁枕小（大）神经、项韧带及棘间韧带。施分筋、理筋手法，将肿胀、纯厚、压痛的肌纤维和患椎两侧的关节突进行按摩；同时对脊椎和韧带用成醋热敷，每日2次，每次20分钟，1周为1个疗程。

3．结果

（1）治愈。经手法治疗后，症状体征消失，X线片显示生理曲线恢复正常。

（2）好转。头、颈、肩疼痛基本消失，颈部活动接近正常。本组病人630例，治愈589例，好转21例。

（3）本组病人，无效20例，总有效率为96.82%。对589例病人经追踪观察2年，复发62例。589例病人治愈时间最短2天，最长14天，平均8天。

4．讨论

颈椎病的发病机制尚未阐明，根据颈椎病病人的颈椎X线片，常表现为生理弯曲消失、变直、椎体骨赘增生，椎间隙、椎间孔变小，颈韧带钙化，出现退行性改变等。多由增生骨刺，退变的椎间盘以及偏歪的棘突等组织刺激或压迫神经根、脊髓所致。该病属于中医"痹症"范围，"痹者、闭也，三气杂至，壅闭经络、气血不行，不能随时驱散，故久而为痹"。由于多方原因致使颈部脉络气血阻滞，或因跌仆损伤，动作失度，损伤颈部脉络，致使气血运行不畅；颈椎乃督脉之通途，督脉痹阻，气滞血瘀，如日久失治，内犯脏腑，进一步导致气血虚弱，肝阴不足，经脉失养，拘挛疼痛。临床常见痹之病，发为骨痹则重而不举，骨赘形成，如关节囊韧带松弛或钙化；发为脉痹则血凝而不流，经络壅闭，气血不行，上行不能贯通，则头痛、头晕、耳鸣、肢麻、引握障碍，甚至痿软瘫痪；发为肌痹则留而不移，拘挛疼痛，四肢顽麻不仁。现代医学认为，退行性改变其主要病理在于椎间盘退行性改变，椎间隙变窄，关节囊韧带松弛，纤维环脱出，椎体小关节结构不稳，易致功能紊乱；椎体上、下缘及钩椎关节骨质增生改变引起椎间孔狭窄，椎管前、后径减小，这些改变作用于神经根、骨髓。通过压迫、磨损、扭曲、牵制等机制，造成血流障碍，并出现范围不同、程度不同的神经根、骨髓功能障碍。

通过施以颈椎旋转复位及其他辅助治疗，缓解椎间盘向周缘之外施力，恢复纵韧带的紧张度，利于椎间盘的还纳与修复；增大椎间隙和椎间孔，以缓解神经根的激压状态，解除神经根与关节囊之间的粘连，改变恢复神经根与钩椎关节的位置关系，利于水肿的神经根制动、恢复与吸收；牵开被嵌顿的关节囊，调整小关节错位和椎体滑膜；伸张被扭曲的椎动脉，改善脑的血液循环；改善椎管纵径，使颈脊髓伸展，改善脑脊液循环和颈脊髓的血液循环；松解颈部及周围粘连的组织，疏通经脉，促进气血流通。加用成醋热敷，以散坚软化，消除骨刺及粘连。采用本法治疗颈椎病的优点是：病人受痛苦小，见效快，疗效显著，方法简便。

九、颈椎的功能锻炼

颈椎病、颈椎椎间盘突出，经手法复位治疗一个月后进行功能锻炼：

（1）立正、双脚并拢，形成八字，双手下垂，五指并拢。

（2）右手伸手抬起于正前方，双目紧盯大拇指，返掌手心向上，右手伸直缓缓向右旋转100°左右，双目紧盯中指，眼随手走，用同姿势返回于正前方，右手放下。

（3）左手以同样的幅度、同样的姿势进行旋转，做到右手起，左手下垂；左手起，右手下垂，反复进行（图5-3）。每次10~20分钟，每天两次。

治疗注意事项：

（1）注意颈部保暖：颈椎病患者要注意颈部的保暖，颈部受寒的时候，更要注意。冷刺激会使肌肉血管痉挛，加重颈部板滞疼痛，尤其是刚刚进入冬季，天气时冷时暖变幻不定时，更要注意。

（2）保持良好的坐姿：颈椎病的主要诱因就是长时间的姿势不正确，久而久之导致了颈椎间盘突出，良好的姿势可以缓解劳累，避免病情加重。大家要注意少低头，工作1～2 h至少休息1次，休息时头向

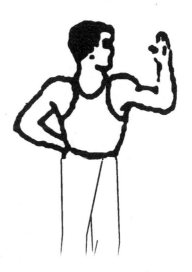

图5-3　头随手转颈椎锻炼图

后仰，或平卧，让颈椎得到休息。颈椎病患者要注意不要来回转头，更不能旋转颈椎，斜搬按摩，否则的话可能会对颈椎造成无法挽回的伤害。

（3）注意枕头的高度：枕头的高低软硬对颈椎有直接影响，最佳的枕头应该是能支撑颈椎的生理曲线，并保持颈椎的平直。枕头要有弹性，枕芯以木棉或谷物皮壳为宜。要保证睡眠质量，每天保证7～8 h的睡眠。

（4）防止颈部外伤：防止在乘车急刹车时颈部前后剧烈晃动导致损伤。患者应尽量避免颈部的突然受力以及颈部外伤，以防止治疗后症状再次加重。

（5）均衡饮食：颈椎病的患者应注意摄取营养价值高、富含维生素的食物，如豆制品、瘦肉、新鲜的水果、绿色蔬菜等，以达到增强体质，促进骨骼愈合，延缓衰老的目的。患者不宜吃辛辣、生冷、油腻的食物。

（6）绝对避免不良姿势，比如长时间低头看书、低头玩手机等。

（7）在颈椎病治疗和恢复期间两个月内不能饮酒，节制性欲。

（8）回家之后坚持功能锻炼，连续用药，1个月后进行复查。

第二节　胸椎小关节挫伤症

胸椎小关节挫伤是引起胸闷气短、背疼的常见原因。多见于体力劳动，因提搬重物姿势不良、用力不协调，扭伤错位发病。

一、解剖生理

1. 胸椎

胸椎椎体侧后部有一对肋凹关节小面和肋骨小头相连，因第2至第9肋骨小头上移，与上一节胸椎体构成关节，因此第2至第9胸椎体的两侧各有一个上半关节面和一个下半关节面。胸椎横突尖端的前面有一接肋骨结节的关节面，即横突肋凹。胸椎棘突细长，向后下伸出，上下部较平，中部最斜。胸椎上关节突的关节面朝后而偏上外，下关节面朝前而偏下内。

2. 肋椎关节

每一肋椎关节包括两个关节：

（1）肋骨小头关节。由肋骨小头关节面与胸椎侧面的肋凹构成。从第2至第10肋，每一肋骨小头同时接两个胸椎的肋凹。

（2）肋横突关节。由肋结节关节面与横突肋凹构成。肋横突关节只限于第1至第10肋。胸椎后关节、肋骨小头关节、肋横突关节三者合称胸椎小关节。

3. 胸脊神经

脊髓胸段发出的胸神经共12对，在同序胸椎下缘穿出，都分成前支和后支。前支除第1胸神经参与臂丛外，均不成丛，称为肋间神经，走行于肋沟内。后支向后进入背部，分成内侧支及外侧支，支配背部部分肌肉及项、背、腰、腹的部分皮肤感觉。

二、病因病机

胸段脊椎因有胸廓其他组织的"加固"作用，较腰段脊柱稳定。故损伤机会少，其小关节紊乱较腰后关节紊乱少见。但当某些原因引起胸椎间盘、胸椎间韧带等组织退变后，由于内在平衡稳定性的减弱，会增加损伤机会，破坏胸脊柱原内、外平衡，使胸椎单个或多个椎体发生轻微的移位，造成后关节错位。同时，一个未发生退变的胸段脊椎的稳定性也是有限的，当受强力挤压或用力过猛的扭错性外伤时，也可造成单个或多个椎体的移位而发病。胸椎关节突解剖特点决定了胸椎单个椎体的移位是以单纯后仰或仰旋为主。椎体的移位不仅造成后关节错缝或半脱位，还可使肋脊关节、肋骨横突关节错缝或半脱位。压迫、刺激肋间神经或胸脊神经后支可引起症状。

久之，因自然复位不完全或治疗不当，这些错位的关节周围关节囊及椎间组织可发生无菌性炎症。

三、临床表现

（1）急性患者主诉有劳动，搬运东西，跌闪，扭伤病史，出现出汗、恶心、心悸、心慌、气短、前胸及后背隐疼，类似心脏病发作的症状，在检查触摸时偏歪棘突及附近触痛明显，可有触觉过敏而影响仰卧。偶有肋间神经受刺激症状，发生向肋间隙和胸前部或腰腹部的放射性疼痛。

（2）慢性患者存在上述症状的同时，则以背部酸痛、沉重感为主。多由于天气变化或久站、久坐、稍久弯腰时发病或使症状加重。

（3）查体时多数病人活动正常，少数活动受限，偏歪棘突附近肌肉痉挛。受累椎体棘突及椎旁有压痛或明显压痛，棘突偏歪或后突。棘上韧带有急性或慢性损伤的体征。

四、诊断

（1）有提物、扭闪病史。

（2）出现出汗、恶心、心悸、心慌、气短、前胸及后背隐疼，类似心脏病发作的症状。

（3）症状较重，自觉背部酸痛，向肋间放射，不能前压、侧弯。

（4）受累椎体棘突及椎体有明显压痛，棘突偏歪。

（5）X线片和CT检查没有特殊表现。

五、治疗

1. 中药熏蒸

（1）合理配置锅底底料（底料：ml 醋+40 ml 黄酒+10 kg 水）。做到水不宜过少，防止锅干；水不宜过多，防止中药包打湿。

（2）方剂组成：红参 50 g、三七 50 g、川芎 50 g、当归 100 g、黄芪 100 g、五加皮 50 g、白术 50 g、茯苓 50 g、五味子 50 g、甘草 30 g。共研细末装入自制的毛巾袋里，每袋 50 g，然后放置在蒸笼中蒸 50 分钟。

（3）中药蒸包：要求蒸包温度不低于 60 ℃。

（4）中药熏蒸治疗：

①病人俯卧于床上，露出背部脊柱，将蒸热的中药包竖敷于脊柱上，加盖塑料纸（塑料纸应大于中药包，防止弄脏病人的衣物）。

②熏包时要求中药包要热，不能烫伤皮肤（当温度高于 60 ℃时将中药包上下抖动，以不烫手为宜）。

③敷包时间为 40 分钟，每 10 分钟更换 1 次。

2. 李氏手法正骨复位

1）坐位扳揉复位

医者正坐病人之后，右手从病人胸前向左伸抓握病人左肩上方，右肘部卡住病人右肩部。左手拇指扣住偏向右侧之棘突。按需要嘱病人做前屈、右侧弯及旋转动作，待脊柱旋转力传到拇指时，左手拇指协同用力把棘突向左上方顶推，此时可感到指下椎体轻微错动，且常伴响声，表示复位（图5-4）。其余软组织手法同腰椎后关节紊乱症。

2）卧位扳揉复位法

病人卧位（或加助手上下牵引），医者站在病人侧方，一手掌心按住患椎棘突先徐徐用力，待病人呼气之末，按住

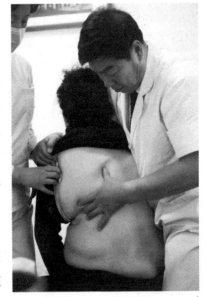

图5-4　扳揉复位法

关节突关节面方向向前下方瞬间用力下压，可有与上法同样复位感觉。术毕后凸棘突可平复。

　　随着棘突的拨正，椎体的移位必然纠正，因而不仅后关节的错位可以纠正，而且肋脊关节、肋骨横突关节的错位也可同时纠正图（5-5），迅速解除症状。

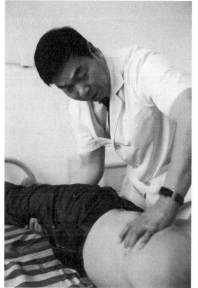

图5-5　胸椎卧位扳揉法

　　【典型病例】

　　病例1：姚某，男，29岁，农民，1周后就诊，患者在劳动时腰背部突感疼痛，逐渐加重。

　　体征：胸部活动受限，胸椎5棘突偏右，压痛明显，棘上韧带剥离。

　　诊断：胸椎5后关节紊乱症。

　　治疗：采用扳揉复位法，拨正偏歪棘突，理顺棘上韧带，李氏手法正骨复位后恢复正常。

　　病例2：陈某，男，33岁，在北京的研究机构工作。两个月前的一天，他在连续写了5h的研究报告后感到颈背酸痛。回到家后，他像往常一样侧躺在沙发上，用左手支撑着头部看电视。就在看电视的过程中，陈先生突然感到胸闷心悸，出现期前收缩症状。

　　陈先生在北京多家医院进行了检查，排除了心脏、内分泌、消化系统等器质性病变，仍查不出病因。在精神压力日渐增大的情况下，他被诊断为神经功能紊乱，甚至接受了心理治疗，但症状仍不见好转。绝望之余，他来此治疗。

　　体征：颈椎、胸椎、腰椎存在多类型多关节错位，并因此导致交感神经受刺激引发期前收缩。

　　诊断：胸椎小关节挫伤症。

　　治疗：经过扳揉疗法治疗后，陈先生的疾病治愈，身体逐渐康复。

第三节　腰椎间盘突出症

腰椎间盘突出症，是由于腰椎间的变性退化，纤维环破裂，导致脊柱内、外力学平衡失调，使椎间盘的髓核自行破裂突出，压迫腰脊神经根而引起的以腰腿痛为主要表现的一组综合征，本病好发于20～60岁的体力劳动者，常见于腰3至腰5及腰5至骶1间隙。

一、解剖生理

椎间盘是椎体之间的连接部分，椎间盘由髓核、纤维环和软骨板三部分组成，是一个弹性软垫，其长度总和约占脊柱全长的1/4。它和脊柱后关节是脊柱运动的基础，同时可能承受压力、缓冲。各椎体和椎间盘前、后面分别为前、后韧带，前韧带宽大坚强，后韧带较窄，椎弓间则有坚韧而富有弹性的弓间韧带，棘突间有棘间韧带，棘突顶端有棘上韧带，椎体和附件上附着的肌肉、韧带，既能对脊柱运动起到动力作用，又能对椎间盘起到良好的保护作用。椎间盘随着人的年龄增长亦起着相应的生理病理变化，可分述如下。

1. 髓核

髓核为长方形，并在椎间盘中占较大的部分，髓核含有一种半胶状的基质和细而交错的纤维网，并与纤维环有明显的分界，在髓核的边缘基质内含有许多成纤维细胞和软骨细胞。

因髓核内所含液体和承受压力的不断增加，纤维网也不断变粗，边缘的软骨细胞亦有增加，但髓核与纤维环之间仍有明显的分界。随着人年岁的增长，髓核发育成熟，纤维网仍不断变粗，而逐渐失去其黏液样的性质，边缘的纤维与软骨组织显著增加与纤维环相互融合成一体。30岁以后髓核的纤维网和黏液样基质逐渐被纤维组织和软骨细胞所代替，液体含量逐渐减少，在脊柱负重最大的部分，改变最明显。最后，髓核不断地纤维化，50岁以后椎间盘退变为纤维软骨。

2．纤维环

初生和幼儿时期，髓核呈较大的长方形，纤维环占椎间盘的较小部分。

20岁～30岁时期，发育旺盛，至30岁初，发育终止，开始退行性改变。纤维环的排列呈格子状，比较坚固，长年累月的剧烈活动，可引起邻层纤维在交叉处的互相摩擦，致纤维变粗和透明变性，最后，可致纤维破裂，并可在纤维层间发生向心性的裂隙。纤维环后部较薄弱，所以此种裂隙一般多在后外侧，髓核的内容物可由裂隙突出。若裂隙延伸至纤维环的边缘，内容物可突向椎管。

3．软骨板

20岁～30岁时期，可以逐渐发生软骨板的纤维变性，30岁以后，可较明显，软骨板有时可为椎体骨髓所侵蚀，亦可被骨组织所代替。

总之，椎间盘由纤维环、髓核和软骨板三部分组成，在生长发育过程中，大致有一共同规律：按年龄可分为三期，1～20岁为生长发育期，20～30岁为成熟期，30岁以后为退变期。完全成熟的椎间盘，其软骨板较薄，嵌于上下椎体的骨环内，纤维环紧紧固着于椎体缘，纵韧带和软骨板是椎间盘的一个较大的部分，髓核位于椎间盘的中央偏后，张力很大。半黏液的基质内有较粗的纤维网与纤维环融合在一起，具有很大的弹性。椎间盘借以软骨板似半透膜的渗透作用，与椎体进行液体交换，维持其新陈代谢。

二、病因病机

椎间盘由髓核、纤维环和软骨板三部分组成，它们之间融成一体，又互相区别，互相影响，一般人年过30岁后，各部分都有不同程度的退行性改变，往往导致病理状态。

椎间盘各部分的退变，以纤维环的退变为重点，它是造成椎间盘突出症的主要原因。纤维环随年龄的增长有破裂、变性的过程，但也有一个自然修复和代偿的过程。所以虽然纤维环的变性、破裂致患椎间盘突出，但是椎体松质骨和硬脊膜外血管可以向纤维环裂隙中滋长，以填充裂隙形成肉芽，并可吸收突入缝中的髓核物质，亦可变为纤维组织封闭裂隙。随着年龄的增长，髓核内的纤维组织不断增加，液体成分逐渐减小，弹性减弱。纤维环一般由12层格子状环形板层样排列的纤维结构构成，因腰曲生理前凸，髓核后位，腰椎近后纵韧带侧纤维环较薄，前缘较厚，后纵韧带解剖形态呈上宽下窄，在下腰部椎间隙的后外侧后纵韧带很薄弱，这些解剖学特点致使下腰后外侧椎间盘易损伤。

纤维环因退变或外伤发生裂隙，若髓核在液体状态和膨胀最大时期，则髓核将被挤入裂隙之内，以致影响裂隙的修复，但由于机体的代偿机能，在临床上可表现出明显的症状，而裂隙可继续存在和发展，待到一定程度，即使轻微的诱因也可发病。

椎间盘和关节突关节是脊柱运动的基础，椎间盘髓核的张力和关节突关节的压力及周围韧带的张力，在脊柱处于任何体位时，都是互相平衡地保持椎间关节稳定，构成脊柱的内在平衡。脊柱前、后、侧方的肌群是控制脊柱活动的主动力量，可使脊柱在各个体位维持协调和稳定，称之脊柱的外在平衡。脊柱内、外平衡的协调一致是胜任人体各种功能活动的重要条件。当人体直立时，椎体棘突前、后位观察应成一直线，一旦髓核突出后破坏了脊柱的内在平衡，进而使内、外平衡失调，即可导致两椎体相对位置的改变。

因为椎体和棘突、关节突是一个整体，所以棘突和关节突的相对位置也必然起变化。表现在棘突的偏歪；关节突关节的错缝；髓核突出后推挤纤维环和后纵韧带，使其压迫脊神经根，改变了后纵韧带的张力。继之，引起炎症反应，通过脊神经后支传入中枢，腰肌为保护敏感的椎间韧带，减轻疼痛，产生保护性痉挛，可使腰椎曲线前凸加深、变平或倒置。腰肌痉挛也起着维持受伤后脊柱及椎间新的力平衡状态的作用，由于髓核的胶状液体沿纤维环裂隙突向椎管或水分被吸收，以及为维持新的脊柱及椎间力平衡，患椎轻度位移（前倾、后仰、左旋、右旋、倾旋、仰旋），使突出椎间隙可呈现相邻椎体缘平直，突出间隙后宽前窄，侧偏或变窄，突出间隙上、下椎体后缘的唇状增生或骨刺形成等，这样，患椎棘突也就随之变动，致使患椎上、下棘突间隙变成一宽一窄（患椎仰旋时上宽下窄，倾旋时上窄下宽）；另外，椎体相对位置的变化常导致椎间韧带（黄韧带、棘间韧带、棘上韧带等）的损伤、肿胀或肥厚、变性。

三、临床表现

1. 腰、腿疼痛

患者一般都有腰部扭伤或慢性劳损史，时常腰痛发作，经休息或手法、服药、理疗等治疗腰痛可缓解，但轻微扭伤或受凉，腰背肌痉挛后可再次发作，有些患者在打喷嚏时亦可发作，多数情况下反复发作，每次复发症状都可加剧，并可持续较长时间，发作的间隔缩短。以后的发作可出现一侧（少数情况下亦可双侧）下肢窜痛。少数病例起始症状只有腿痛，从未腰痛，也有只感腰痛而从未腿痛的患者。

腰、腿疼痛可轻可重，轻者疼痛可以忍受，重者卧床不起，强迫体位，翻身极为困难，腰、腿疼痛如刀割样，或针刺样，或过电样，打喷嚏、咳嗽及大小便用力，使腹压上升时均可使腰痛及腿痛加剧。卧床数日或数周后，急性腰、腿疼痛逐渐消失或减轻，但仍不能长时间或长距离行走，行走后即因疼痛不能支持，或跛行，必须坐下或卧床休息片刻后方能再走。后期腿痛可转变成腿部麻木。

坐骨神经痛最初一段在单侧，从腰部沿臀部到大腿后侧、小腿后外侧或后侧至足背或足跟、足底，也有患者大腿不感觉疼痛或足部不感觉疼痛的。压迫神经根严重的急性期患者，往往因疼痛难忍而在床上强迫跪位，有些患者早期下肢疼痛过重，病程较久者则下肢麻木或感觉迟钝。也有一些患者症状反复发作，常感觉原腿痛减轻或消失，并出现对侧腿痛，或双侧均痛。严重的腰椎间盘突出症患者可出现神经麻痹而足下垂或拇趾不能背伸，甚至大小便异常或失禁，马鞍区麻木。有一部分患者遇寒或天气变化前腰、腿疼痛加剧，少数患者单侧或双侧下肢浮肿，这与腰部交感神经受刺激有关。

2. 腰椎姿势异常

初次发病，且腰、腿疼痛较轻者腰椎姿势改变不明显，病程较长，多次发作的病例腰椎的前凸减少或消失，甚至反张，站正时腰椎偏向一侧（多数偏向健侧，少数偏向患侧），任何反侧偏的强制动作都可使腿痛加重。腰椎姿势异常（图5-6）是人体对减轻疼痛的不自觉的保护性措施，所以在诊断腰椎间盘突出症中较为重要。

3．腰椎活动受限

急性期患者因腰部肌肉痉挛，腰椎各方向的活动都受限，尤其弯腰受限，若强制活动则加重疼痛。腰椎有侧弯者，向对侧活动明显受限，慢性期患者多为弯腰及向患侧弯曲受限。腰椎活动受限是因为神经根受压或粘连，当弯腰或向患侧弯腰时加重了神经根的压迫，是神经根紧张造成的。

4．压痛点和放射痛

在病变的棘突间隙常有压痛点，患侧

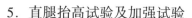

图5-6　椎间盘髓核突出压迫神经根

棘突旁1 cm深压时疼痛可向患肢放射，椎间盘突出越明显，此压痛及放射痛越重，急性期的患者由于肌肉痉挛，压痛区往往较广泛，但总能找到一个最明显的压痛点，并伴有放射痛。

5．直腿抬高试验及加强试验

患者仰卧，双膝伸直，将患肢抬高，一般患者在抬腿时可出现腰痛及患肢的放射痛，为直腿抬高试验阳性。然后将腿下放到不痛位，再将足被动背伸，如又出现疼痛，即为加强试验阳性。因为正常的神经根在直腿抬高时有向下的轻微滑动范围而不紧张，当椎间盘突出挤压神经根，且神经根有炎性反应时再行直腿抬高，神经根所受张力更大，故可出现放射性坐骨神经痛。在患者经过一段时间的非手术治疗。

6．股神经根牵拉试验

患者俯卧，将患腿的膝关节完全屈曲，足跟接近同侧臀部，或将患者的膝关节屈曲90°，将其小腿上提，出现大腿前面疼痛即为阳性。腰椎间盘突出大多数发生在下腰椎，故该实验多为阳性。

7．屈颈试验

患者仰卧，被动前屈头颈，可使硬脊膜向头侧移动，增加硬脊膜、神经根的张力，引起患肢的放射痛。

8. 运动和感觉的变化

腰4至腰5椎间盘突出时，压迫第5腰神经根，则小腿前外侧及足背内侧，趾指的痛觉及触觉降低，拇趾背伸力量减弱；腰5至骶1椎间盘突出时，压迫骶1神经根，则小腿后外部及外踝、足背外侧的痛觉及触觉降低，腓肠肌的力量减弱。病程较久者，小腿的肌肉明显萎缩。皮肤感觉的改变也是椎间盘突出症重要的定位方法之一。

9. 腱反射的变化

神经根受压很重或受压时间过久，可使膝、跟腱反射减弱或消失。

10. X线检查

腰椎间盘突出症患者需常规摄X线片，主要是排除骨关节的其他疾病，如结核、肿瘤、强直性脊柱炎等，同时观察腰椎骨关节的退行性改变情况，先天性变异及腰椎的排列情况等，并非特异性检查。

11. 脊髓造影检查

脊髓造影检查可明确诊断腰椎间盘突出症，其准确率在90%以上，对定性、定位诊断，决定手术范围有重要的临床价值，并对椎管狭窄、神经根通道狭窄也有重要的诊断意义，并可排除一些椎管内的占位性病变，所以对一些诊断不清及需手术的患者常做该检查。由于该检查需注射水溶性碘造影剂，所以碘过敏者不能做该项检查。有些病人检查后常有头痛、头晕、恶心等反应，一般经输葡萄糖液体、大量饮水后症状可缓解。另外，当脊髓造影显示完全梗阻时，梗阻以下节段经常不能做出定位诊断，因为椎间盘突出的临床表现不仅与完全梗阻的节段有关，有时也可能与第二个突出，或所谓的"跳跃区"（在两个异常节段之间有正常阶段）有关。

12. CT检查

CT扫描能清晰地观察椎体、椎间盘、硬脊膜、神经根等情况，所以对腰椎间盘突出的诊断及观察神经根、硬膜囊受压的程度有较可靠的价值，现已作为常规检查项目。但CT检查受扫描平面、节段、操作技术及仪器性能质量的限制，其可靠性文献报道不一。

CTM检查，即在注射碘造影剂后再做CT扫描，更能清晰地观察神经根、硬膜囊受压的情况。与造影片对照，其准确率大大提高。立体造影

CT经过计算机对图像的重建，能出现椎间盘突出的立体影像（图5-7），但该检查尚未普及。

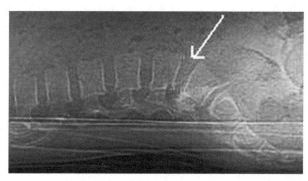

图5-7　腰椎间盘突出CT检查片

腰椎间盘突出症患者，由于髓核脱水退变，使其MR信号减弱。在矢状位片中，髓核的大小、形态以及信号强弱均可以得到清楚反映。在正常情况下，髓核的后缘应不超过相应核体的边缘，其信号强度均匀。当椎间盘发生退变而突出时，MR信号将减弱。信号的强度越低，表示椎间盘的退变程度越重。在退变较轻时，髓核表现为MR信号强度减低，伴有椎间盘向前或向后均匀膨出，但一般不超出椎体后缘，且边缘比较光滑。随着退行性变的加重，在矢状位上可以看到髓核MR信号进一步降低，椎间隙变窄，椎间盘向后突出超出椎体后缘。在有些患者的矢状位片中，可以看到脊柱后方的脂肪白线受压中断。

由于核磁共振技术成像的高清晰度，大大提高了腰椎间盘突出症的影像学确诊率。目前，在一些医院，有经验的医生依靠临床检查及核磁共振图像（图5-8），就可以准确地确定对腰椎间盘突出患者的手术方案，避免了患者在术前再做椎管造影之苦。但对于部分腰骶角不明显，或有腰椎骶化或骶椎腰化者，在定位上有一定困难，仍需结合腰椎平片或CT片仔细分析，切勿大意。

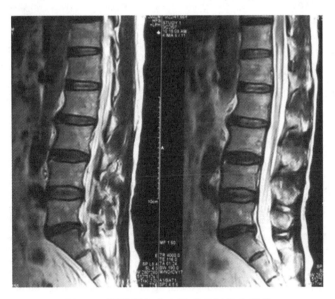

图5-8　腰椎间盘突出核磁共振检查照片

四、诊断

（1）患有腰、腿疼痛伴有沿坐骨神经干放射性疼痛史。

（2）双拇指触诊检查腰部有四个体征：

①患椎棘突位置偏歪；

②患椎上、下棘间隙一宽一窄；

③患椎棘突旁压痛或伴向下肢放射痛；

④患处棘上韧带（或伴棘间韧带）有条索样纵行剥离，触之钝厚，压痛明显。

（3）腰腿运动障碍。腰部各部分活动受限，尤以后伸和前屈为甚。

（4）腰椎脊椎姿势改变。脊柱姿势的改变有脊柱侧弯，腰椎前凸增大，腰椎曲线变平。

（5）下肢麻木感觉异常。患者常有患侧下肢麻木，有的感觉患肢不温，怕冷。

（6）检查。直腿抬高试验阳性，下肢后伸试验阳性。

（7）X线片典型表现。

①正侧位片。椎间隙变窄，尤以后宽前窄更有意义，直尺试验（相

邻两椎体，上位椎体的后上角与下位椎体的后下角的连线，通过上位椎体的后下角、下位椎体的后上角；上位椎体的后下角与下位椎体的后上角，位于上述直线后面，以示腰椎生理弯曲消失，轻度后凸）阳性。

②斜位片。纤维环破裂的间隙一侧变宽，一侧变窄。

五、治疗

1. 中药熏蒸

（1）合理配置锅底底料（底料：80 ml醋+40 ml黄酒+10 kg水）。做到水不宜过少，防止锅干；水不宜过多，防止中药包打湿。

（2）方剂组成：当归30 g、生地60 g、羌活15 g、川断60 g、乳香30 g、鸡血藤15 g、怀牛膝60 g、赤芍30 g、独活60 g、肉桂30 g、没药30 g、丁香15 g、川芎60 g、白芷60 g、杜仲60 g、大香15 g、木香30 g。共研磨细为粗粉。功效：行气活血，温经止痛。

（3）中药蒸包：要求蒸包温度不低于60 ℃。

（4）中药熏蒸治疗：

①病人俯卧于床上，露出腰部，将蒸热的中药包横敷于腰部，加盖塑料纸（塑料纸应大于中药包，防止弄脏病人的衣物）。

②熏包时要求中药包要热，不能烫伤皮肤（当温度高于60 ℃时将中药包上下抖动，以不烫手为宜）。

③敷包时间为40分钟，每10分钟更换1次。

2. 李氏手法正骨复位

1）扳捏复位法

病人端坐方凳上，两脚分开与肩等宽。医者正坐病人之后以左旋型棘突向右偏歪为例，首先用双拇指触诊法查清偏歪的棘突，右手自病人右腋下伸向前，掌部压于颈后，拇指向下，余四指扶持左颈部（病人稍低头），同时嘱病人双脚踏地，臀部正坐不准移动（助手面对病人站立，两腿夹住患者左大腿，双手压住左大腿根部，维持患者正坐姿势）。左手拇指扣住偏向右侧之棘突，然后医者用右手拉病人颈部使身体前屈60°～70°（或略小），继续向右侧弯（尽量大于45°），在最大侧弯位医者右上肢使其病人躯干向后内侧旋转，同时左手拇指顺向左上顶推棘突（根据棘间隙不同,拇指可稍向上或向下),此时可觉察指下椎体轻微错动,往往伴随"咔啪"一声。之后,双手拇指从上至下将棘上韧带理顺,同时松动腰肌。最后,一手拇指从上至下顺次压一下棘突,检查偏歪棘突是否已拨正,上、下棘间隙是否已等宽。右旋型棘突向左偏歪者,医者扶持病人肢体和牵引方向相反,方法相同。

2)扳揉复位方法(图5-9)

急性较大的髓核突出常使病人不能卧床,站立不安。因为严重的疼痛使病人再无别的办法,非常烦躁,遇到这样的病例,可取俯卧位或趁病人暂时安静之际及时复位。病人体位为俯卧位,两腿稍分开。医者双拇指触诊腰部,摸清偏歪的棘突(以左旋型棘突向右偏歪者为例)。站在病人的右侧,面对侧方,左臂从右(或左)大腿下面伸进,将右(或左)腿抱起过伸膝、髋,以患椎为支点旋转大腿。右手拇指借大腿摇转牵引之力,将偏向右侧的棘突拨正。棘突向左偏歪,则方向相反。

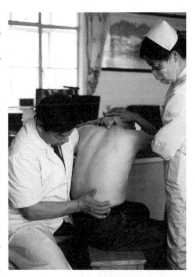

图5-9 扳揉复位方法

3. 西医治疗

主要采用脱水活血化瘀治疗。

(1)5%的甘露醇250 ml静脉点滴。5%葡萄糖100 ml加灯盏花素注射液5 ml静脉点滴。

以上均为6天1个疗程。

(2)对血糖高的患者可用0.9%生理盐水100 ml加七叶皂苷钠5 mg静脉点滴。0.9%生理盐水100 ml加灯盏花素注射液5 ml静脉点滴。

以上均为6天1个疗程。

4. 对症治疗

(1)梨状肌损伤是腰椎间盘突出的常见并发症,常见臀部疼痛,臀部深层疼痛,疼痛可呈牵拉样、刀割样或蹦跳样疼痛,且有紧缩感,疼痛逐渐沿坐骨神经分布区域出现下肢放射痛。偶有小腿外侧麻木,会阴部下坠不适。活动受限。患侧下肢不能伸直，自觉下肢短缩，步履跛行，或呈鸭步移行。髋关节外展、外旋活动受限有压痛。沿梨状肌体表投影区有明显压痛，有时压痛点可扩散到坐骨神经分布区域。可伴有肌痉挛。在梨状肌处可触及条索样改变或弥漫性肿胀的肌束隆起，日久可出现臀部肌肉萎缩、松软。做患侧下肢直腿抬高试验时，60°以前疼痛明显，当超过60°时，疼痛反而减轻。

在临床上患侧的臀部深层常摸到索条状包块，主要是由梨状肌充血水肿粘连而引起。在治疗中常用理法，将粘连的结节分开，减轻对坐骨神经的压迫。

腰椎间盘突出合并大腿疼痛。一般是由大腿内侧的损伤引起。治疗时，让病人趴在床上，助手一双手按压患者的臀部，助手二按压患者的小腿。医者站在患者疼痛的一侧，双手将大腿内侧肌拉拖，反复3~4次。

腰椎间盘突出合并下肢疼痛的针灸治疗：针刺环跳穴、箕门、血海、阴廉、五里等穴位。针刺扎单不扎双，同时艾灸半小时。艾灸以针热为宜，循环进行。

（2）坐骨神经痛是一种由椎间盘突出压迫脊神经引起的疼痛，是最频繁的神经疼痛。它是因坐骨经络受到压迫引起的骶腰、臀部、大腿后、小腿后外侧和足外侧发生的一连串疼痛，同时也见于肌肉软组织炎症、关节滑膜炎症等。

（3）针灸治疗：根据多数治疗病人的临床实验，最普通的压痛点为：次髎、中髎、环跳、殷门、阳陵泉、跗阳、昆仑等。次之为：太溪、血海、风市、肾俞、京门、大肠俞、上髎、小肠俞、新大都等。此外，于腹部大巨、中极等，现压痛点者，亦相当不少。

在处置能度上，因其将它看作单纯的神经痛而采用局部的治疗法，不如仍然采用治疗五脏六腑的整体疗法，效果更好，且能根治。

治急性症，针刺腰部及骶骨部非常有效；即使是慢性症，若在灸疗外，再加上针疗，可以完全治愈。

【典型病例】

坐骨神经痛轻症者，只使用中脘、肾俞、肝俞、身柱、次髎、足三里、阳陵泉、太溪、曲池等基本穴位，再添上殷门、跗阳等穴位，差不多就能治愈了。因此，开始轻症病例皆略而不及，下面所述的，均是极为顽固的重症病例。

病人陈某，51岁，男性，派出所干部。

患者为腰椎间盘突出引起坐骨神经痛，在短短十天当中，注射了四、五次止痛针，并未治好。后经连日注射，有赴温泉治疗，好了一时，但不久又复发。后来，又施行电疗等，可是丝毫未见好。以后就唯有疼痛日增，至现在只能躺在床上，不能如厕，在床上送餐，自己都坐不起来。

后诊出脐下部触有冷感，用手掌摸了不多时，冷汗就黏糊糊的应手而出。中脘、中极、大巨压痛大。左侧的肾俞、志室、腰眼，压痛显著，因而腰大肌萎缩，股关节屈而不伸。左足整体血液循环不良，营养不良，比右足略为细瘦萎缩，比右足要短二寸许。这说明营养神经已被干犯了。这并不是单纯的坐骨神经痛，可说是左足全体的神经痛，所有的股外侧皮神经、股神经、腓神经、胫神经、腓肠神经，都起了神经痛。后经李氏手法正骨复位疗法配合针灸治疗。

针灸治疗：针刺左右的大巨、肾俞、肝俞、大肠俞、腰眼、小肠俞、次髎。

大巨之针，刺入一寸五分，感应通向下肢。刺肾俞一寸，于下腹部与股外侧部有感应。刺肝俞约五分，于腰部有感应。刺大肠俞约二寸，于下肢内侧有感应。刺腰眼约二寸，于坐骨神经、股神经的经路有感应，直至足尖为止。

刺小肠俞约二寸二分，于坐骨神经的经路及腓肠肌有感应，连到足跟至足尖。刺次髎约一寸五分，于坐骨神经的经路有感应。坐骨神经痛针灸穴位如图5-10所示。

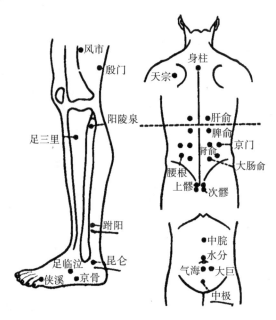

图 5-10　坐骨神经痛针灸穴位

5．卧床休息

经李氏手法正骨复位后，拨正了偏歪的棘突，纠正了患椎上、下棘间隙，顺正了棘上韧带，四个体征消失，但还不稳固，组织尚需有一个修复过程，所以要有足够的时间卧床休息。腰椎间盘突出症，一定要懂得休养，所谓：三分治，七分养。对于普通的腰椎间盘突出症患者，足够的休息，不仅是解除急性症状的主治方法，而且是预防复发的重要一则。

（1）卧床姿势。一般可行木板床平卧，但以与受伤机理相反方向的旋转侧卧位为最佳姿势，因这样的体位有利于巩固旋转复位成果。属左旋型的病人可行右旋卧位，即右侧卧，左髋、膝屈曲，使骨盆及腰部呈右旋状态；属右旋型的病人，可行左旋卧位，即左侧卧，右髋、膝屈曲，使骨盆及腰部呈左旋状态。

（2）卧床时间。静卧休息一周，以后改为一般卧床（可去厕所大小便和室内轻微活动）一个月，俗话说"伤筋动骨一百天"，腰椎间盘突出经李氏手法正骨复位疗法治疗后，要充分的休息和休养。要做到治疗两周后洗澡，室内温度必须要高，不能洗凉水澡，不能做单杠吊、扭腰等体育运动。

6. 复位后治疗

1）用药

（1）外用药方剂组成：当归30 g、生地60 g、羌活15 g、川断60 g、乳香30 g、鸡血藤15 g、怀牛膝60 g、赤芍30 g、独活60 g、肉桂30 g、没药30 g、丁香15 g、川芎60 g、白芷60 g、杜仲60 g、大香15 g、木香30 g。共研磨细为粗粉，1包分为10份，取其中1小份，用烧开的黄酒调和后横放在腰部摊平，然后在上面放1个塑料袋，1条干毛巾，放个热水袋加热1 h后废弃。功效：行气活血，温经止痛。每天上午使用。

（2）口服药方剂组成：千年健15 g、当归15 g、寄生15 g、独活15 g、炙川乌3 g、干鹿角5 g、炙甘草15 g、怀牛膝15 g、威灵仙15 g、炙川乌3 g、红花15 g、白芍15 g、川芎10 g、炙元胡9 g、川断9 g、杜仲15 g、马钱子3 g、天麻10 g、太子参10 g。口服3 g，每日3次，黄酒为引。

2）功能主治

（1）千年健：祛风湿，壮筋骨，止痛，消肿。治风湿痹痛，肢节酸痛，筋骨痿软，胃痛，痈疽疮肿。用于风湿痹痛、腰膝冷痛、下肢拘挛麻木。

（2）没药：具有散血去瘀、消肿定痛的功效。

（3）怀牛膝：具有活血祛瘀、补肝肾、强筋骨的功效。

（4）甘草：具有抗炎、抗病毒、保肝解毒、增强免疫功能的功效。

3）术后复发型椎间盘突出症的治疗

椎间盘突出症手术治疗时，多数患椎棘突、单（双）侧椎板，甚至单（双）侧关节突以及黄韧带等组织部分（或全部）被移位，使患椎间稳定性变弱。实践证明韧带组织对脊柱各椎体间的稳定作用是有着极其重要意义的。关节突与椎板更是椎间稳定的骨性基础。手术使它部分（或全部）地切除或遭受到不同程度的损伤，虽然解除了神经根的压迫及刺激，使临床症状消失。但手术所造成的椎间内平衡稳定性减弱，即可视为术后下腰无力或症状复发的重要因素之一。

椎间盘术后复发，仍为患椎发生微细的解剖位置变化所造成，检查时可发现患椎单侧关节突或横突高隆，常伴有明显压痛，也可出现局部背伸肌紧张，可借此来判断患椎错位的方向及决定相应的整复方法。复位时以坐姿最佳，拇指可酌情放在关节突或横突的相应体表位置上，开始要轻，使旋转力传达到病变椎体部时，用拇指拨正。复位时除有弹响以外，拇指常觉有明确的椎体移动感，凡响声清脆单一者，或者移动感明显者，临床收效均较满意。

4）症状奇异腰椎间盘突出症的治疗

该类患者，从发病开始，不具备腰腿痛等症状，可出现异常的临床表现，如双脚或单脚的趾腹针刺样疼痛；双手、双脚或者单手、单脚自觉发热。

【典型病例】

病例1　患者，女性，家住湖南省长沙市，办公室文职人员，有一天自觉双脚趾腹针刺样疼痛，后逐渐加重，经检测血液系统正常，检查神经系统无异常，经各种治疗无效果。在疼痛加重时，她把双脚泡在凉水中症状缓解，不泡则症状恢复原样。后经过腰椎检查，确诊为腰3-4、4-5腰椎间盘突出症，经过手法复位治疗后，双脚的针刺样疼痛逐渐消失，身体恢复健康。

病例2　患者，男性，家住上海市宝山区，从事汽车修理工作，某一天自觉双脚、双手发热，在当地中医诊治，服用中药60副，未见明显效果，半年后腰部做CT检查，确诊为腰椎间盘突出症，后经过手法正骨复位治疗后，双脚、双手发热症状消失，身体恢复健康。

六、疗效判定标准

（1）优：腰腿痛症状消失，腰部活动功能正常，直腿抬高试验阴性，能恢复正常活动及工作。

（2）良：腰腿痛症状明显减轻，腰部活动功能基本正常，直腿抬高试验≥70°，能恢复活动及工作。

（3）有效：腰腿痛症状减轻，腰部活动功能较治疗前明显改变，直腿抬高试验≥60°，生活可自理。

（4）无效：主要症状、体征无好转。

七、腰椎间盘突出症的预防

1．坐姿

通常人们坐姿都是身体前倾或随意性的体位，腰椎都是处于后凸状态，长时间以不良姿势坐着，就会造成背伸肌等软组织过度疲劳，肌张力下降，长期下去便严重影响椎间盘正常生理功能，加速椎间盘的退变。因此，正常的姿势都应该保持腰椎的前凸位，腰背肌相对松弛，这就可以起到防止或延缓腰痛发生的效果。

2．调节体位

因长时间处在一种体位上，就会造成肌肉、韧带组织的劳损，尤其是在弯腰状态下，椎间盘的压力前方大于后方，髓核向后方挤压，使后部纤维环与后纵韧带的损伤机会增大，反复损伤或急性损伤常易引起椎间盘的后脱。为此健康人长时间坐着改变起立时，必须做1个～2个伸展腰部的活动，有腰痛病史的病人应在0.5～1 h变换体位，伸展腰部的活动，必要时还应在医生指导下进行有针对性的运动，才能达到防止和延缓椎间盘退变的效果。

3．功能锻炼

实践证明，中等强度的运动可改善局部的微循环，减轻和消除腰椎间盘周围软组织的充血水肿所导致的腰腿痛的症状，达到防止和延缓腰椎间盘的退变作用，锻炼方法如下：

（1）腰部的伸展运动。站立伸展：直立，双脚分开与肩平宽，手放腰髋部，手掌向前，尽量将上身躯向后仰，双手做支柱，做时双膝要保持挺直，维持这个姿势30～60 s后便回到开始的位置（图5-11）。每次重复练习时，必须尝试尽量将上身躯仰的比上一次更后，从而最后能达到最大可能的伸展角度，此项运动主要是锻炼骶棘肌，每次10分钟即可。

（2）鱼跃式腰背肌锻炼。俯卧以腹部做支点（或腹下放一个枕头），双手放于臀部，将双腿并直，头部、胸部尽量提起，并维持数秒钟，然后放下松弛。重复练习

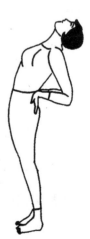

图5-11　腰部
伸展运动

数下，每日早、晚各1次，每次10分钟，随着腰疼的减轻，可延长时间，坚持长期锻炼，达到增强骶棘肌的目的（图5-12）。

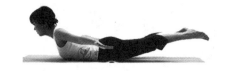

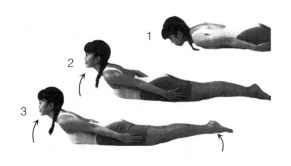

图5-12　鱼跃式腰背肌锻炼

八、李氏手法正骨复位治疗腰椎间盘突出症

自1988年10月以来，应用李氏手法正骨复位治疗腰椎间盘突出症106例，疗效明显，现报告如下。

1. 一般资料

106例患者中，男91例，女15例，年龄最小17岁，最大46岁。

一般伤后1 h来诊治。腰腿串痛，患椎旁压痛伴下肢放射痛106例（100%），直腿抬高试验阳性95例（89.62%），患侧拇趾伸肌力减弱99例（93.39%），脊柱抗痛性侧弯或腰前凸消失89例（83.96%），患椎棘突向左者73例（68.87%），上窄下宽者33例，（31.13%），患侧棘上韧带有索样纵行剥离，触之钝厚，压痛明显106例（100%），腰椎X线片表现主要是突出间隙相邻椎体缘的平直、突出间隙的后方加宽、突出间隙上下椎体后缘的唇状增生以及骨刺形成。L1-L2：15（14.15%）；L3-L4：47例（44.34%）；L4-L5：44例（41.51%）。

2．治疗方法

对106例患者，均采用李氏手法正骨复位治疗。在复位前先让患者俯卧于床上，嘱患者用双手拉住床架，助手用力拉患者双腿，予以牵引2～3分钟，再复位，然后顺正棘上韧带，按摩周围组织。

3．结果

本组106例全部治愈，一次复位者87例（82.08%），二次复位者14例（13.20%），三次复位者5例（4.71%）。复发8例（7.55%）。

4．体会

李氏手法正骨复位治疗腰椎间盘突出症的最大优点是病人受痛苦小，疗效显著，方法简便。复发的原因可能是：

（1）患病时间长，椎间隙明显变窄，复位时椎体容易移动，椎间盘变性，形成假性复位；

（2）椎间盘突出症伴有黄韧带肥厚者，恢复较慢；

（3）复位以后未得到充分的休息，导致椎间盘再次突出。

九、腰椎间盘突出者注意事项

（1）注意保养。平时生活中就要多注意：三分治，七分养。

（2）注意养成正确的工作、生活姿势，不要负重、搬重物、参加剧烈活动、提物不可超过3 kg。

（3）建议床垫以软硬适中的床垫为好，如比较硬质的棕垫床。

（4）尽量减少弯腰，弯腰时一定要小心，尤其是早晨起床后，弯腰时可以先弯膝盖，少弯腰。搬运物体时，先下蹲，再搬运。

（5）一旦感觉腰部不适，立刻减少活动，在床上保持俯卧位（每天尽可能时间长一些），一般1～2天后即可恢复正常，在俯卧位时，可做一些热敷，效果更好。

（6）尽量不要坐矮的凳子（包括矮的沙发），能站着，就不要坐着，坐不能超过半小时，起来活动一下再坐。

（7）急性期应该绝对卧床，原理在于减轻腰部的负重。一般不超过3天，严重者可1～2周；长期的卧床会导致腰背肌和腹肌无力，进一步降低了躯干稳定性，反倒加重疼痛。急性期过后加强合理的腰背和腹肌运动训练。

（8）李氏手法正骨复位后的休息非常重要，以卧床为主。卧床时可以仰卧、俯卧，有的患者会感觉俯卧比较舒服。可在床上活动，如翻身、被动或主动活动肢体，原理在于促进血液循环，减轻炎症等，但不要扭动腰部。绝对避免床上的不良姿势，如卧床看书、看电视等。

（9）要均衡饮食：腰椎间盘突出的患者应注意摄取营养价值高、富含维生素的食物，如豆制品、瘦肉、新鲜的水果、绿色蔬菜等已达到增强体质，促进骨骼愈合，延缓衰老的目的。患者不宜吃辛辣、生冷、油腻等食物。

（10）李氏手法正骨复位治疗使症状有一定改善后就可以做飞燕、游泳等锻炼，因为牵引时间久了，会感觉腰部肌肉无力，椎体不稳，更易于复发。

（11）注意保暖，不能受凉，洗澡时室内温度要高。腰部受寒冷刺激会使肌肉血管痉挛，加重腰部疼痛。在秋冬季节，要添加衣物，夜间睡眠时应注意防止受凉；炎热季节，空调温度不能太低，不能将腰部直接暴露于空调处。

（12）在腰椎间盘突出治疗和恢复期间两个月内不能饮酒，节制性欲。

（13）回家之后坚持功能锻炼，连续用药，一个月后进行复查。

（14）树立战胜疾病的信心。如果出现疾病，要相信科学，相信自己。

第四节　骨质增生

骨质增生症多发于中年以上。一般认为由于中年以后体质虚弱及退行性变；长期站立或行走及长时间的保持某种姿势，因肌肉的牵拉或撕脱、出血，血肿机化，形成刺状或唇样的骨质增生；骨刺对软组织产生机械性的刺激和外伤后骨伤、出血、肿胀而致。

祖国医学将本病纳入"骨痹"的范畴。认为本病发生多由于气血不足，肝肾亏虚，风寒湿邪侵入骨络或跌仆闪挫，伤损骨络，以致气血瘀滞，运行失畅，不通则痛。

由于骨质增生可发生于全身各骨骼部位，临床表现也就错综复杂，但治则总以补肾健骨、扶正祛邪、活血化瘀、软坚消肿、疏通经络等法为要。

骨质增生是人体衰老的一种正常退化现象，到了一定年龄每个人在活动较多而且负重较大的关节，如颈椎、膝关节、腰椎等都会有不同程度的骨质增生，这些增生一般不会引起症状，所以不能说一有这些部位的疼痛就拍片，发现有骨质增生就把它当成疼痛的原因，把它当成病，那就会产生很多很多的误诊误治，如果增生的骨刺刺激到了局部组织或神经产生症状的时候才叫骨质增生症，要结合病人的症状和体征规律特点来综合诊断。

一、病因

骨质增生症属中医的"痹证"范畴，亦称"骨痹"。中医认为本病与外伤、劳损、瘀血阻络、感受风寒湿邪、痰湿内阻、肝肾亏虚等有关。

二、常见症状

1. 颈椎骨质增生

以颈椎4、5、6椎体最为常见，骨质增生如果是发生在颈椎，骨刺压迫血管直接影响血液循环，表现多种多样。主要有颈背疼痛、上肢无力、手指发麻、头晕、恶心甚至视物模糊、吞咽模糊等表现。如果骨刺伸向椎管内压迫了脊髓，还可导致走路不稳、瘫痪、四肢麻木、大小便失禁等严重后果。

2. 腰椎骨质增生

以腰3、4、5椎体最为常见。临床上常出现腰椎及腰部软组织酸痛、胀痛、僵硬与疲乏感，甚至弯腰受限。如邻近的神经根受压，可引起相应的症状，出现局部疼痛、发僵、后根神经痛、麻木等。如压迫坐骨神经可引发臀部、大腿后侧、小腿后外侧和脚的外侧面的疼痛，出现患肢剧烈麻痛、灼痛、抽痛、串痛，向整个下肢放射。

3．膝关节骨质增生

临床表现：初期，起病缓慢者膝关节疼痛不严重，有可持续性隐痛，气温降低时疼痛加重，与气候变化有关，晨起后开始活动，长时间行走，剧烈运动或久坐起立开始走时膝关节疼痛僵硬，稍活动后好转，上、下楼困难，下楼时膝关节发软，易摔倒。蹲起时疼痛，僵硬。严重者，关节酸痛胀痛，跛行走，合并风湿病者关节红肿，畸形，功能受限，伸屈活动有弹响声，部分患者可见关节积液，局部有明显肿胀、压缩现象。

（1）膝盖骨质增生初期，在行走、慢跑、上下楼梯、久立、下蹲、跑步时疼痛，或是伴有麻木，关节弹响，关节伸屈功能障碍等，休息后缓解。

（2）有可持续性隐痛，天气寒冷或潮湿时疼痛加重，早晨起床或久坐起立时膝关节疼痛、麻木、僵硬，稍活动后反而好转。

（3）严重时，膝关节肿胀，关节积液，晨僵及久坐后有胶着现象，关节伸屈功能障碍，跛行，功能受限，伸屈活动有弹响声。在下台阶、久立时，膝关节症状加重，部分患者可见关节积液，局部有明显肿胀、压缩现象，其中关节前内侧条索样肿块伴伸膝障碍，膝关节周围骨赘形成，关节周围伴有骨质疏松与骨质硬化。关节面毛糙不平，其内侧胫股关节面受累明显，关节间隙变窄。其中多数会发生内侧间隙狭窄，髌骨骨刺形成。

三、临床诊断

骨质增生多发生于45岁以上的中年人或老年人，男性与女性无明显差异，常用腰部活动的重体力劳动者及运动员易患此病，最常见于膝、髋、腰椎、颈椎、肘等关节。

1．腰椎骨质增生

（1）本病患者多为40岁以上的中老年人，伴有腰部僵硬疼痛或出现下肢麻木等症状，查体可见部分病人腰椎生理曲度异常，腰椎两侧肌肉有压痛。

（2）腰椎X线片的改变（正位、侧位、左右斜位），如病人可有腰椎曲度异常、腰椎侧弯、腰椎椎体间隙变窄、腰椎椎体及小关节突增生、腰椎滑脱、椎间孔狭窄等改变。

（3）腰椎骨质增生症所产生的各种症状应与多种腰椎疾病鉴别，如腰椎间盘突出症、椎体发育畸形、椎体肿瘤、腰椎结核等病。

一般四十岁以上的人发病率最高。诊断是不是骨质增生病，可去医院拍一张X线片即可（不必用CT片）。在未拍片之前如何自我诊断？可从个人的感觉判断。骨质增生症大多数发生在颈椎和腰椎，手指、膝关节、足跟处亦可发生。发生在颈椎的增生其症状在头部和上肢，也可能影响全身，又以上肢多见。颈椎本部位没有明显症状，而上肢症状明显。一般增生在某一侧（不是左就是右），可出现一侧从肩关节到上臂、下臂连手指的肌肉内一条线的痛、胀、麻感。

当右边手臂有此症状时，如果头部向右边倾斜则此时症状会加重。症状的发生与天气变化无关，只与活动有关。当增生部位在腰部时，其症状并不在腰部，而是从臀部坐骨神经起，沿坐骨神经反射到脚后跟处，以小腿肌肉内症状尤为严重。这就说明是骨质增生症压迫神经而引起的，基本上可以确诊。如果出现在局部某个点，尤其仅在关节处，则不应视为增生（膝关节增生除外），先应做风湿病的化验为好。

其他肌肉部位出现的痛与骨质增生症引起的痛是感觉不同的。其他的痛可能同时出现红肿和发热症状；而骨质增生症的痛不产生任何别的症状，只是酸痛、麻胀等，时重时轻，病程长，多年不愈，越来越重，而且应排除椎间盘突出的情况。如果有外伤和扭伤时，还是先拍片为好。因为突出与增生的症状是相似的，以免治疗不对症。

腰椎骨质增生在X线片上表现多种多样，可分为三度：

（1）Ⅰ度：椎体角缘或椎突关节及腰椎关节面边缘轻度增生硬化，椎间隙及腰椎曲度正常。

（2）Ⅱ度：骨质增生呈"唇样"，椎间隙不对称，椎间隙变窄，腰椎序列可有轻度变直和后突等改变。

（3）Ⅲ度：相邻骨赘可相互融合形成"骨桥"（骨桥主要发生在腰部），椎间隙变窄，椎体变形，生理曲度侧弯。

哪些人容易患腰椎骨质增生？

腰椎的退变过程，除随年龄变化以外，也与腰椎是否长期过度的屈伸活动及负重损伤等因素有关，这是腰椎退变及发病的外在因素。某些腰部负重过大以及腰部容易受到外伤的职业，腰椎退变的速度要快一些，出现腰椎疾病的可能性也要大一些。例如，重体力劳动者、经常肩扛背托重物者，某些运动员（如举重、体操、摔跤及其他剧烈运动），都很容易损伤腰椎，加重腰椎的劳损及退变，这就不难理解，有不少专业运动员和体力劳动者，到了中老年以后，容易出现腰椎骨质增生。青少年时代的腰椎外伤，也是中年以后发生腰椎骨质增生的重要外因。近些年腰椎骨质增生年轻患者的比例在增加，像一些久坐、久站、长时间维持同一个姿势工作的人群都可能发生骨质增生。

2. 膝关节骨质增生

多见于中老年人。其表现是一侧或双侧关节不适，疼痛肿胀。起初疼痛多在长时间行走或上下楼梯时，但休息或卧床后好转。随着病情发展，走平路也疼痛，活动不方便，关节不稳定，走路稍不注意就会疼痛；同时膝关节活动时有像捻头发时所发出的响声，严重时可致畸或致瘫。图5-13为膝关节骨质增生 X 线片。

3. 足跟骨刺

症状是足跟压痛，走路时脚跟不敢用

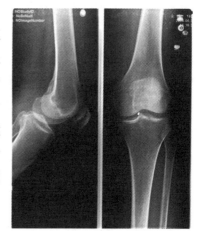

图 5-13　膝关节骨质增生 X 线片

力，有石硌、针刺的感觉，活动开后，症状减轻，部分患者足跟肿胀。

四、功能锻炼

1. 避免长期剧烈运动

长期、过度、剧烈的运动或活动是诱发骨质增生的基本原因之一。尤其对于持重关节，过度的运动使关节面受力加大，磨损加剧。长期剧烈运动还可使骨骼及周围软组织过度地受力及牵拉，造成局部软组织的损伤和骨骼上受力不均，从而导致骨质增生。

2. 适当进行体育锻炼

避免长期剧烈的运动，并不是不活动，恰恰相反，适当的体育锻炼是预防骨质增生的好方法之一。因为关节软骨的营养来自关节液，而关节液只有靠"挤压"才能够进入软骨，促使软骨的新陈代谢。适当的运动，特别是关节的运动，可增加关节腔内的压力，有利于关节液向软骨的渗透，减轻关节软骨的退行性改变，从而减轻或预防骨质增生，尤其是关节软骨的增生和退行性改变。因此骨质增生康复的方法在于运动，意义在于消除或减轻增生部位的疼痛以及由此而造成的功能障碍，最大限度地恢复其生活和劳动能力，改善和提高患者的生活质量。

3. 及时治疗关节的损伤

关节损伤包括中医骨伤和骨损伤。关节的骨质增生经常与关节内骨折有直接关系。由于骨折复位不完全，造成关节软骨面不平整，从而产生创伤性关节炎。对于关节内骨折的患者，如果能够及时治疗，做到解剖复位，完全可以避免创伤性关节炎和关节骨质增生的发生。

五、治疗

目前对骨质增生尚无有效的治疗药物，常采用对症处理，经过长期的临床应用，使用活血化瘀、舒经通络、温经散寒等方药，能够增加血液循环，促进炎性代谢产物的吸引。

中药治疗：

（1）外用药方剂：千斤拔60 g、杜仲12 g、熟地30 g、白芍12 g、川木瓜12 g、川牛膝12 g、益母草30 g、阿胶12 g、茯苓15 g、何首乌18 g、苡仁12 g、钩藤15 g、防己10 g、党参21 g、鹿衔草30 g、大力王12 g、丢了棒30 g。1包分为10小份，取其中1小份用两个鸡蛋清调和后放在腰椎摊平，然后在上面放1个塑料袋，1条干毛巾，放个热水袋加热1 h后废弃。每天下午使用。

（2）口服药方剂一：白花蛇2条、穿山甲20 g、全蝎20 g、川牛膝20 g、甘草20 g、蜈蚣6条、川楝子12 g、桃仁10 g、红花10 g。粉成末粉，每次3 g，每日早、晚2次，黄酒送服。

（3）口服药方剂二：乌梢蛇60 g、穿山甲10 g、全虫15 g、炙甘草20 g、蜈蚣10条、川楝子20 g、川牛膝200 g、桃仁10 g、红花20 g。共研细末。每次3 g，每日3次，用黄酒送服。

六、预防

（1）健身运动：骨质增生的预防主要是坚持长期的各种健身运动，这对防止中老年骨质疏松症和骨质增生症是十分有益的，运动方式有：散步、健身操、太极拳、太极剑、长跑等。

（2）保健按摩：是一种保健性的自我按摩运动，可采用坐位或站位，用双手掌及各指自上而下在腰部进行按摩，力量由轻而重，直至局部发热，再用双手推拿腰部2～3分钟，以促进腰部的血液循环，缓解肌肉的僵硬和紧张。

（3）保持良好的站立姿势：站立时正确的姿势应是双膝关节微屈，臀大肌轻度收缩，自然收缩腹肌，腰椎轻度变直，减少腰骶角，增加脊柱支撑力，预防腰椎间盘的损伤。

（4）保持良好的坐位：长期采取坐位工作与学习者，应选择可调式靠背椅使坐位时腰部有所依靠，减轻腰部负担，连续坐位姿势超过1 h者，应起立活动一下腰部，防止腰部的肌肉劳损，小关节移位，椎间盘损伤。

（5）选择良好的睡床：人的一生有1/3的时间是在床上度过的，因此选择一张良好的床是非常重要的。建议睡硬、半硬床，不主张选择软钢丝床。人体仰卧时软床可使腰椎的生理曲度发生改变，侧卧时脊柱侧弯，从而增加腰椎骨质增生症的患病概率。

（6）减少腰部受伤、受潮。

（7）减轻体重：体重过重是诱发脊柱和关节骨质增生的重要原因之一。过重的体重会加速关节软骨的磨损，使关节软骨面上的压力不均匀，造成骨质增生。因此对于体重超标的人，适当的减轻体重可以预防脊柱和关节的骨质增生。

（8）避免长期剧烈运动：长期、过度、剧烈的运动或活动是诱发骨质增生的基本原因之一。尤其对于持重关节（如膝关节、髋关节），过度的运动使关节面受力加大，磨损加剧。长期剧烈运动还可使骨骼及周围软组织过度地受力及牵拉，造成局部软组织的损伤和骨骼上受力不均，从而导致骨质增生。

七、注意事项

骨质增生好发于35～70岁的年龄段，从事教师、会计、重体力劳动者和运动员发病率高，这些人共同的特点是运动和劳动多，关节磨损重，使关节产生退行性骨变。病变程度与年龄大小、身体强弱关系密切。人是总要运动的，生命在于运动，没有运动，没有新陈代谢，生命就完结了。但是患病的骨关节，就不宜进行过度运动和活动，以免诱发新的骨质增生。为了保护病重的负重关节，患者要适度运动，不要过度运动。也就是说当你患某一部位骨质增生时，会有这样和那样的不适或疼痛，在活动时不致引起患处疼痛的运动称"主动运动"；骨质增生了，受伤的部位活动时疼痛，不顾疼痛，拼命地活动，这样就加快了增生部位的损伤，医学上称机械性损伤。生长出的骨刺，进入肌肉和组织内，在医学上称为"游离死骨"，可长期刺激肌肉组织，使上述症状加重。不良的体位和不均衡磨损，可诱发骨质增生，应在日常生活和工作中需要注意。腰椎管狭窄造成行走困难、卧床不起，由此导致丧失生活自理功能，失去了生活的信心。这些患者一方面要积极配合医生的治疗，另一方面要以坚强的意志、乐观的精神对待，亲属也要通过无微不至的关心、体贴、照顾，使患者增强与疾病做斗争的信心。

八、饮食

（1）均衡饮食，多摄取富含抗氧化剂的食物，如杧果、木瓜、甜瓜、葡萄、橘子、凤梨、香蕉、草莓、番茄、包心菜、马铃薯等，多摄取含有丰富的生物类黄酮的食物，生物类黄酮可以预防自由基的破坏，减缓发炎反应，加速运动伤害的复原及强化胶质的形成。

（2）老年人应节制饮食，保持适当的体重，避免肥胖。临床发现肥胖患者一般骨质增生发生在膝关节，比相似病情而体重标准者的治疗时间要长，恢复要慢。原因很简单，就是肥胖患者自身的体重加重了膝关节的负担，关节的磨损与伤害也就更大。均衡饮食、保持体重是防止骨质增生的重要环节。

第五节　腰椎滑脱症

腰椎滑脱指继发于峡部裂的患椎前移，又称真性滑脱，在椎板切除、侧隐窝扩大术后可发生医源性腰椎滑脱。腰椎椎弓上、下关节突之间的峡部有缺损失去连接，称为峡部不连，多见于腰4或腰5。双侧椎弓峡部不连不都伴有滑脱，如发生患椎向前滑移，则称为腰椎滑脱或又称真性滑脱。若无峡部崩裂而是椎间盘退行性或关节突骨关节病使关节突间关系改变失稳所致的滑脱为假性滑脱。

一、解剖生理

在胚胎发育过程中，每个脊椎都是由三个成骨的初发中心所生成。一个中心生成椎体，其他两个中心各形成椎弓的一半，在青春发育期间，又出现这些特征，其所形成的骨骺即为添加于椎体的上下骺板及椎间盘，以及添加于棘突和横突的尖端。

二、病因病理

腰椎滑脱病因至今尚不十分明确，各家观点也不一致，归纳起来有以下几个方面。

1. 创伤

多数学者认为此病系后天性，与外伤及劳损关系明确。椎弓崩裂是一种应力骨折和疲劳骨折，虽一次严重的损伤也可造成急性骨折，但通常的发生机制是重复的应力。运动员尤其是体操和举重运动员，椎弓崩裂的发生率较高。

2. 峡部发育障碍

峡性滑脱可能是先天性、发育性及反复的应力损伤多种因素复合作用的结果。前者构成了峡性滑脱的发病基础，而后者则是导致峡部断裂和脊柱滑脱的主要诱因。

3．退变

由于椎间盘的退变、关节间隙的狭窄，小关节松动、下沉，关节囊韧带松弛，腰椎出现节段性不稳定，继而出现椎体不稳定性的前后滑移。同时作用于小关节突的压力变大，损伤机会增多。长期的节段性不稳定而增加了反复应力损伤，可以导致滑移椎体的小关节突多发微小的压力性骨折。随着滑脱的加重，关节突微小更为水平，从而使滑脱进一步加重。滑脱水平的椎体发生旋转，这是退变性滑脱的基本特征。

腰椎是脊柱承载压力最大的节段，由于重力的作用，椎体常有在下位椎体上前滑的倾向。向前向下滑移的剪力，被椎间盘和前、后纵韧带的抗剪力及骶1上关节突作用于腰5下关节突的对抗力抵抗。正常关节突可以承受剪力的1/3，当椎弓连续性中断时，向前滑移的剪力大于椎间盘和前、后纵韧带的抗剪力，椎体便产生滑移。

4．病理变化

发现峡部缺损处有假关节形成，椎板游离，有浮动现象。该处有界限不清的纤维软骨组织增生，引起神经根的粘连或压迫。峡部缺损可继发峡部裂隙；关节突外形不正常，不能直接交锁；关节突磨损发生骨关节炎，导致不稳，使交锁机制丧失。脊椎滑脱时，椎体与上关节突向前滑移，脊柱不稳，椎间关节增生，小关节面由矢状面向冠状面增生移行、变肥大，黄韧带增生肥厚、纤维化及钙化，其中峡部裂滑脱者，修复峡部的纤维组织增生肥厚，钙化更为明显。椎管由自然弯曲变为台阶状。产生中央椎管和神经根管的狭窄。椎间不稳和峡部不连处的异常活动，也是产生腰背痛的主要因素。

三、临床表现

在腰椎滑脱的患者中，早期虽有X线片上的病理改变，而在临床上可无任何症状，以后随年龄的增长，病情的发展，才出现许多症状。

（1）长期反复发作的腰背痛，站立行走、负重及弯腰活动时加重，卧床休息可减轻，同时伴有臀区及大腿部分的酸痛。这主要是由于峡部不连处的异常活动，刺激了骨组织周围的末梢神经；峡部裂及滑脱时的脊柱不稳、前移；椎体周围的韧带、筋膜长期处于紧张状态；周围组织充血、水肿对神经末梢的挤压刺激以及退变性滑脱的小关节磨损、增生；关节囊牵拉所致。

（2）患者除上述腰部外可伴有下肢相应神经支配区疼痛和皮肤麻木、神经反射异常。这些则是因为峡部裂处的纤维组织增加，压迫神经、椎间盘的退变或突出，以及小关节增生、移位压迫神经而产生的。

（3）腰椎管狭管症的表现，严重者可出现大小便功能失调。其原因是不论峡部病变型还是退变性滑脱都可造成椎体边缘或小关节处的骨质增生，使椎管或神经根管发生狭窄，椎体向前移位后，在相邻椎体的后缘形成阶梯状改变，直接压迫硬膜囊及神经，或因椎间不稳，椎间盘退变使黄韧带代偿性增生肥厚，椎管狭窄。此外，滑脱病人一般腰后伸时都会明显受限，腰腿疼痛加重。这主要是因为腰后伸时，上、下小关节挤压病变的腰椎峡部，使之过度受力；同样，腰后伸时腰前凸加大，小关节突下移，椎间孔变小，黄韧带皱褶等均可挤压神经。

严重椎体前移的患者，躯干变短，腰部可见环状横沟，肋骨下缘与髂嵴间的距离及胸骨剑突与耻骨之间的距离缩短，骨向后突。腰棘突明显隆起，其上凹陷，有如躯干悬入骨盆之中，因而使骨盆上升。

（4）影像学表现。X线检查是最基本实用的手段。一般需拍照腰椎正位、侧位及双斜位、过伸过屈的侧位片。腰椎滑脱病人虽然临床表现很不典型，缺乏具有特征性的症状和体征，通过临床表现难以与其他疾病相区别，但只要摄X线片就多能做出正确诊断，并且还能判断出是峡部裂型腰椎滑脱，还是退变性滑脱，以及滑脱的程度。

正位X线片一般不易显示滑脱，但可揭示有无滑脱水平椎体的旋转、关节突的关节面方向的异常、脊柱裂和脊柱侧凸（图5-14）。在严重腰5骶1滑脱中，可见被称之为"拿破仑军帽"的特征性改变，是因腰5椎体向前重度滑移，X线片是腰5椎体的轴向

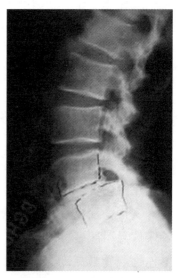

图5-14　腰椎滑脱X线片

投影。

侧位片上出现滑移，但并未显示峡部缺损，则斜位片显示苏格兰狗颈断裂是其特征（正常椎弓附件在斜位像上投影成一狗影像：狗嘴为同侧横突，狗耳为上关节突，狗眼为椎弓纵断面，狗颈为椎弓峡部，称关节突间部，身体为同侧椎板，狗腿为同侧及对侧下关节突，狗尾为对侧横突。在椎弓崩裂时，峡部可出现一带状裂隙）。对于反复愈合的细微应力骨折，峡部变细、拉长，苏格兰狗颈断裂不明显，而显示为长犬征。过伸过屈位X线片可估计滑脱的活动性，如有明显的不稳定，则揭示滑脱有进展倾向。

四、治疗

1．中药熏蒸

（1）合理配置锅底底料（底料：80 ml醋+40 ml黄酒+10 kg水）。做到水不宜过少，防止锅干；水不宜过多防止中药包打湿。

（2）方剂组成：防己50 g、西河柳50 g、羌活50 g、独活50 g、苍术50 g、鸭跖草50 g、甘草50 g。共研细末装入袋中，每袋50 g，放置在蒸锅中蒸50分钟。

（3）中药蒸包：要求蒸包温度不低于60 ℃。

（4）中药熏蒸治疗：

①病人俯卧于床上，露出腰部，将蒸热的中药包横敷于腰部，加盖塑料纸（塑料纸应大于中药包，防止弄脏病人的衣物）。

②熏包时要求中药包要热，不能烫伤皮肤（当温度高于60 ℃时将中药包上下抖动，以不烫手为宜）。

③敷包时间为40分钟，每10分钟更换1次。

2．李氏手法正骨复位

李氏手法正骨复位是位移过程的反过程，要根据受伤机理、临床体征与分型，应用与受伤机理相反方向的力使患椎复位，即左旋型者采用右旋手法；右旋型者采用左旋手法。

扳揉复位法：病人端坐方凳上，两脚分开与肩等宽。医者正坐病人之后，以左旋型棘突向右偏歪为例，首先用双拇指触诊法查清偏歪的棘突，右手自病人右腋下伸向前，掌部压于颈后，拇指向下，余四指扶持左颈部，同时嘱病人双脚踏地，臀部正坐不准移动。左手拇指扣住偏向右侧之棘突，然后医者右手拉病人颈部使身体前屈，继续向右侧弯，在最大侧弯位医者右上肢使其病人躯干向后内侧旋转，同时左手拇指顺向左上顶推棘突，立即可觉察指下椎体轻微错动，往往伴随"咔啪"一声。之后，双手拇指从上至下将棘上韧带理顺，同时松动腰肌。最后，一手拇指从上至下顺次压一下棘突，检查偏歪棘突是否已拨正，上、下棘间隙是否已等宽。右旋型棘突向左偏歪者，医者扶持病人肢体和牵引方向相反，方法相同。

【典型病历】

常某，男，50岁，主诉腰痛伴双下肢麻痛一年多，加重一月。患者在体育锻炼时不慎扭腰，曾在药店购买英太青胶囊，中成药活络丹，仍不见好转，病情逐渐加重，卧床不起，甚至生活不能自理，便去医院检查，拍X线片诊断为腰椎滑脱Ⅱ度，医院建议住院手术治疗，因患者不愿意做手术，便来我处治疗。经用中药熏蒸和李氏正骨复位后，症状逐渐减轻，病情好转，一周后病情基本恢复，活动自如，和常人一样。

第六节　下桡尺关节损伤

直接暴力打击或间接暴力扭拧，可损伤下桡尺关节，使桡尺远端关节距离增加，进而造成桡腕关节软骨囊的撕裂及其周围韧带的损伤，出现腕关节上部疼痛、旋转功能障碍、握力减退为主要表现的病症，称下桡尺关节损伤。此症多发生于青壮年。

一、解剖生理

下桡尺关节由桡骨远端半月切迹（尺骨切迹）与尺骨小头的桡侧半环形关节面所构成。关节间隙正常为0.5～2 cm，在正常活动的情况下，尺骨不动，桡骨的尺骨切迹围绕尺骨小头并以其为轴心做150°左右的弧形旋前、旋后转动。自桡骨的尺侧缘至尺骨茎突基部，有尖端伸向尺侧的三角形软骨，称三角软骨盘。其前、后两缘有韧带联结，起增强关节的活动性，防止前臂在旋前、旋后时将三角形软骨撕裂的作用。软骨的上、下方均有滑膜囊，又称囊性隐窝，借以缓冲对三角软骨盘的冲击力。三角形软骨中心部分菲薄，其与桡骨连接处较与尺骨连接处薄弱，这样的解剖结构说明三角形软骨作用是连接下桡尺关节的重要组成部分，并可限制前臂过度的旋前、旋后动作。

二、病因病机

大多数病人有明显的外伤史，如前臂旋转过程中，腕掌部遭到阻力，或掌部固定，而前臂仍继续用力旋转，力量及范围过大，这样首先引起三角软骨盘前、后两条韧带的紧张。如旋转暴力继续增加，可引起韧带的撕裂伤，以至断裂。这时暴力若终止，三角软骨盘不受损伤，但下桡尺关节也可松动分离。如旋转力未终止而继续增加，三角软骨盘没有韧带的保护，可由它联结的薄弱部分，即与桡骨相连接处撕裂，成下桡尺关节松动分离。

如果腕部受到冲击暴力，而囊性陷窝抵消不了时，暴力会损伤三角软骨盘最薄弱的部分，即可使三角软骨盘的中央破裂，造成下桡尺关节分离。三角软骨盘损伤可以单纯发生，也可并发于桡骨远端骨折及下桡尺关节脱位。腕部损伤时，若发生桡骨远端的撕脱骨折或尺骨茎突基底部撕脱骨折，这种损伤反而可避免三角软骨盘的损伤。日常生活中，长期运用前臂旋转劳动而使腕部韧带产生慢性劳损者，更易招致损伤发生本病。也有少数人三角软骨盘先天发育不全，从小就双前臂的下桡尺关节分离，活动超过正常范围。

三、临床表现

1. 症状

有外伤史，急性期时下桡尺关节背侧轻度肿胀。患者腕部疼痛、无力，疼痛以尺侧最为突出。前臂旋前、旋后活动受限，动则疼痛加剧。急性期过后，腕部尺背侧继续疼痛乏力，握力减退，不能端举重物或用力做腕部扭转活动。

2．体征

（1）下桡尺关节的背侧或掌侧有明显的压痛。如果推尺骨小头向掌侧或背侧时，出现疼痛及"咯吱"响声。

（2）被动做腕关节旋前或旋后时，腕关节背侧疼痛可加重，出现清脆的响声或交锁现象。

（3）部分患者下桡尺关节松弛，尺骨茎突较正常隆起，容易前后推动，且有松动感。

（4）三角软骨盘挤压试验阳性，即用力将手腕极度的掌屈、旋前、尺侧偏，并加上挤压旋转的力量，则桡侧远端关节处疼痛。

（5）X线检查：

①腕部正位片：可明确是否有下桡尺关节分离和尺骨头脱位。

②腕关节碘剂造影：对怀疑为三角软骨盘破裂者可选用。正常腕关节，造影剂仅充盈于软骨盘远侧面的桡腕关节腔中。软骨盘破裂者，造影剂即可通过破裂缝隙进入下桡尺关节间隙。

四、治疗

1．中药熏蒸

（1）合理配置锅底底料（底料：80 ml醋+40 ml黄酒+10 kg水）。做到水不宜过少，防止锅干；水不宜过多，防止中药包打湿。

（2）方剂组成：红花100 g、木香100 g、升麻100 g、白及100 g、没药100 g、山栀子100 g、雄黄10 g、白蔹100 g、甘草10 g。共研细末装入毛巾袋中，每袋50 g，放置在蒸锅中蒸50分钟。

（3）中药蒸包：要求蒸包温度不低于60 ℃。

（4）中药熏蒸治疗：

①病人俯卧于床上，露出前臂，将蒸热的中药包竖敷于前臂，加盖塑料纸（塑料纸应大于中药包，防止弄脏病人的衣物）。

②熏包时要求中药包要热，不能烫伤皮肤（当温度高于60 ℃时将中药包上下抖动，以不烫手为宜）。

③敷包时间为40分钟，每10分更换1次。

2. 李氏手法正骨复位

操作方法：损伤后，下桡尺关节距离增宽而无软骨盘破裂者，先用手法将分离的桡尺骨远端复位。患者正坐，伸臂，掌心向下。医者抓紧患肢上臂，与拿桡尺骨远端的助手的双手相对牵引，同时医者用手前后略错动下桡尺关节，并按挤两骨使其复位；在按挤力量保护下，医者转身使患臂屈肘，前臂旋后，伤手摸肩进行操作。

3. 中药治疗

方剂组成：黄芪30 g、丹参15 g、白术15 g、当归20 g、川芎15 g、白芍15 g、狗脊15 g，肉桂10 g、炒鳖甲20 g、炒龟板20 g。共研细末，每次服3 g，每日3次，黄酒送服。

【典型病例】

封某，女，50岁，工人，右手腕关节疼痛，不能提重物半年。

体征：右手腕关节活动受限，疼痛明显。腕关节外观变平、变宽、尺骨小头低平，指压尺骨小头有浮动感，X线片无异常。

诊断：下桡尺关节分离伴韧带损伤。

治疗：常规李氏手法正骨复位，用布带包扎固定，10天后活动正常，无疼痛，去除包扎。

第七节　腕管综合征

本病是指由于腕管内组织增生或移位，压力增高，腕管狭窄，使正中神经在腕管内受到压迫所引起的桡侧三个半手指麻木、疼痛等神经症状，又称"腕管综合征"，临床上较为常见，女性多于男性。

一、解剖生理

腕关节掌侧横行韧带，桡侧附着于舟骨结节及大多角骨结节，尺侧端附着于豌豆骨及钩状骨，该韧带与腕骨连接构成一"腕管"，呈一个骨纤维管道，很像一座拱桥，其背面由8块腕骨组成，掌面由坚韧的腕横韧带构成；腕管内部除一根正中神经通过外，还有9跟指屈腱通过，正中神经至腕部以下分出肌支，支配鱼际肌及第1、第2蚓状肌。其感觉支，掌侧分布于桡侧三个半手指和鱼际皮肤，背侧分布于桡侧三个半手指的中、末节手指，"腕管"间隙狭窄，易产生腕管综合征。

二、病因病机

腕管是一个骨纤维管道，有一定的容积，在正常情况下，指屈浅、深肌腱在腕管内滑动，不会妨碍正中神经。但当局部遭受损伤等原因，使腕管内压力增高，正中神经受到直接压迫，就会产生神经功能的障碍，造成腕管内压力增高。导致腕管综合征的发生原因有以下几种。

1. 腕部外伤

一般包括骨折、脱位、扭伤、挫伤，改变了腕管的形状。

2. 腕管内各肌腱周围发生慢性炎性病变

腕管内各肌腱周围发生慢性炎性病变，如非特异性屈肌肌腱滑囊炎、类风湿性肌腱滑膜炎、急性钙化性肌腱炎、滑膜鞘增生等。

3. 占位性病变

占位性病变，如腱鞘囊肿、良性肿瘤、恶性肿瘤。

4. 慢性劳损

慢性劳损，如过度地掌屈、背伸，或退行性变。

三、临床表现

1. 体征

（1）初期主要为正中神经受压症状，患手桡侧三个半手指（拇、食、中、1/2环指）有感觉异样、麻木、刺痛。一般夜间较重，当手部温度增高时更显著。劳累后症状加重，甩动手指时症状可缓解。偶尔可向上放射到臂、肩部。患肢可发冷、发绀、活动不利。

（2）后期患者出现鱼际肌（拇展短肌、拇对掌肌）萎缩、麻痹及肌力减弱，拇指外展，对掌无力，握力减弱。拇指、食指及环指桡侧的一半感觉消失；拇指处于手掌的一侧，不能掌侧外展（拇指不能与掌面垂直）。肌萎缩程度常与病程长短有密切关系，一般病程在4个月以后可逐步出现。

2．检查

（1）感觉障碍。多数患者痛觉减退，少数患者痛觉敏感，温觉、轻触觉不受累，痛觉改变以拇、食、中三指末节掌面为多。

（2）运动软弱。大鱼际肌消瘦，拇指外展、对掌功能受限。

（3）屈腕试验阳性。腕关节掌屈90°，40 s后可见症状加剧。

（4）以止血带阻断手臂血循环（其压力应在收缩压与舒张压之间），可使症状重新出现并加剧。

（5）拍摄X线片。某些病例可有腕部骨质增生，桡骨下端旧性骨折，腕骨下端陈旧性骨折、脱位等骨性改变的征象。

四、诊断与鉴别诊断

本病多见于妇女，腕部有外伤史或劳损史。症状典型，再根据屈腕试验及相关检查，一般不难确诊。但本病常与颈椎病、多发性神经炎相似，应加以鉴别。

1．颈椎病神经根型

神经根受刺激时，麻木不仅在手指，而在颈臂部均有疼痛麻木，并且腱反射也出现某一种神经根受压的变化。

2．多发性神经炎

症状常为双侧性，且不局限在正中神经，尺、桡神经均受累，呈手套状之感觉麻木区。

五、治疗

1．中药熏蒸

（1）合理配置锅底底料（底料：80 ml醋+40 ml黄酒+10 kg水）。做到水不宜过少，防止锅干；水不宜过多，防止中药包打湿。

（2）方剂组成：白术100 g、巴戟100 g、茯苓100 g、香附100 g、桂枝100 g、细辛10 g、石斛100 g、萆薢100 g。共研细末装入自制的毛巾袋里，每袋50 g，然后放置在蒸锅中蒸50分钟。

（3）中药蒸包：要求蒸包温度不低于60 ℃。

（4）中药熏蒸治疗：

①病人俯卧于床上，露出腕部，将蒸热的中药包横敷于腕部，加盖塑料纸（塑料纸应大于中药包，防止弄脏病人的衣物）。

②熏包时要求中药包要热，不能烫伤皮肤（当温度高于60 ℃时将中药包上下抖动，以不烫手为宜）。

③敷包时间为40分钟，每10分更换1次。

2. 李氏手法正骨复位

操作方法：

（1）指关节揉法。患者正坐，将手伸出，掌心朝上置放桌上。在腕管及大鱼际处应重点治疗，手法应先轻，然后逐渐加重。揉腕关节及指关节（图5-15）。

（2）捏腕法。患者正坐，前臂放于旋前位，手背朝上。医者双手握患者掌部，右手在桡侧，左手在尺侧，而拇指平放于腕关节的背侧，以拇指指端按入腕关节背侧间隙内。在拔伸情况下摇晃腕关节，然后将手腕在拇指按压下背伸至最大限度，随即屈曲，并左、右各旋转其手腕2～3次（图5-16）。

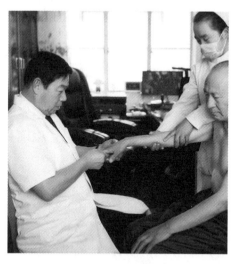

图5-15　指关节揉法

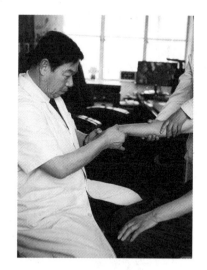

图5-16　腕关节捏腕法

【典型病例】

张某，女，45岁，干部，因左手桡侧三个半手指麻木两年就诊。

体征：左手指大鱼际萎缩，拇指外展、对掌功能受限，手指叩击试验阳性，屈腕试验阳性，X线片无异常。

　　诊断：左腕管综合征。

　　治疗：经手法治疗1周后，麻木减轻，1月后消失。

第八节　腕关节扭伤

　　腕关节因间接暴力而造成的关节周围韧带、肌肉、关节囊等软组织受到过度牵拉而发生的损伤称为腕关节扭伤，包括撕裂、出血、肌腱脱位。

　　腕关节可做屈、伸、内收、外展和环转运动。由于其活动范围大，而且活动频繁，极易发生扭伤，常合并骨折，所以腕部急性损伤必须排除腕骨骨折和桡骨尺骨下端骨折等。

一、解剖生理

　　腕部结构复杂，软组织众多，既有前臂的长肌腱，亦有很多起自腕骨和掌骨处的短小手肌。上有下桡尺关节，下有尺桡韧带、三角纤维软骨，中有腕关节，包括桡腕关节、腕骨间关节、腕掌关节。在掌侧有腕掌侧韧带，在背侧有腕背侧韧带，此韧带比较薄弱。在桡侧有桡侧副韧带，在尺侧有尺侧副韧带，各韧带都有加强稳定腕关节的作用。

二、病因病机

　　1. 急性损伤

　　在生产劳动、体育运动及日常生活中由于不慎跌仆、手掌猛力撑地，或因持物而突然旋转，或伸屈腕关节，造成关节周围肌腱、韧带的撕裂伤，当暴力过大时可合并撕脱骨折和脱位。

　　2. 慢性劳损

　　腕关节超负荷的过度劳累及腕关节长期反复操作积累，使某一肌肉、韧带、肌腱处于紧张、收缩状态而损伤。损伤后，软组织撕裂，局部渗出或出血，肌腱移位，日久可致粘连。

三、临床表现

1．症状

（1）急性损伤。腕部疼痛，活动时痛剧，夜间常因剧痛而致寝不安、肿胀、皮下瘀斑明显。腕关节功能受限。

（2）慢性劳损。腕关节疼痛不甚，做较大幅度活动时，伤处可有痛感。无明显肿胀，腕部常有"不灵活"之感觉。

不管是急性损伤或慢性损伤，依其损伤的部位不同，其疼痛的表现也不一样。腕背侧韧带与伸指肌腱损伤，则腕关节用力掌屈时背侧发生疼痛。腕掌侧韧带与屈指肌腱损伤，则腕关节用力背屈时掌侧发生疼痛。桡侧副韧带损伤，则当腕关节向尺侧倾斜时桡骨茎突部发生疼痛。尺侧副韧带损伤，则当腕关节向桡侧运动时尺骨小头处疼痛。如果向各种方向运动均发生疼痛，且活动明显受限，则为肌腱等的复合损伤。

2．体征

（1）受伤部位有明显的压痛及肿胀。

（2）分离试验阳性，即做受累肌腱、韧带相反方向的被动活动，在损伤部位可出现明显的疼痛。

（3）X线检查。单纯腕与手部扭伤及侧副韧带损伤，X线片除有局部软组织肿胀阴影外，其余无明显发现。

四、诊断与鉴别诊断

本病有外伤史，局部肿痛，压痛明显，活动受限。根据肌腱、韧带的解剖位置，不难做出诊断。但应与腕舟骨骨折、桡骨远端无移位骨折相鉴别。

1．腕舟骨骨折

有外伤史，如摔倒时手掌着地，腕关节疼痛肿胀以桡侧为主，阳溪穴处压痛明显，桡偏腕关节或叩击第2、第3掌骨头部，腕部有剧烈疼痛，而牵拉时疼痛不明显，拍腕关节舟状位X线片，一般可以确诊。

2．桡骨远端无移位骨折

腕关节外伤后肿胀、疼痛，压痛点在桡骨远端周围，X线片可以确诊。

五、治疗

1. 中药熏蒸

（1）合理配置锅底底料（底料：80 ml醋+40 ml黄酒+10 kg水）。做到水不宜过少，防止锅干；水不宜过多，防止中药包打湿。

（2）方剂组成：苍术60 g、黄柏60 g、牛膝60 g、僵蚕60 g、黄麻60 g、甘草60 g。共研细末装入自制的毛巾袋里，每袋50 g，然后放置在蒸锅中蒸50分钟。

（3）中药蒸包：要求蒸包温度不低于60 ℃。

（4）中药熏蒸治疗：

①病人俯卧于床上，露出腕部，将蒸热的中药包横敷于腕部，加盖塑料纸（塑料纸应大于中药包，防止弄脏病人的衣物）。

②熏包时要求中药包要热，不能烫伤皮肤（当温度高于60 ℃时将中药包上下抖动，以不烫手为宜）。

③敷包时间为40分钟，每10分更换1次。

2. 李氏手法正骨复位

操作方法：因损伤部位和时间不同，在手法的具体运用上也有不同。

1）急性损伤

由于疼痛和肿胀较为明显，手法操作时宜轻柔。

（1）在伤处周围向上、下、左、右用揉法，以使凝滞消散，改善血液循环。

（2）摇腕关节。在拔伸的情况下，被动地使腕做绕环、背伸、掌屈、侧偏等动作（图5-17）。

2）急性损伤后期和慢性劳损

由于疼痛和肿胀较轻，运用以上手时，要相应加

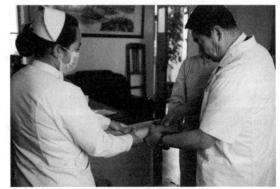

图5-17 腕关节摇法

重，活动幅度逐渐加大，以解除挛缩，松解粘连，改善关节活动。手法操作要注意力度，以防再度损伤。

3. 中药治疗

方剂组成：陈艾20 g、官桂15 g、细辛10 g、川芎10 g、羌活10 g、红花10 g、血竭10 g。共研细粉，黄酒调为糊状，外敷于腕关节，每日1次，5副为1疗程。

【典型病例】

王某，男，16岁，学生，因与某同学玩耍被扭伤左腕关节，当时腕关节肿胀、疼痛。

体征：左腕关节活动受限，明显充血、水肿、压痛，分离试验阳性，X线片检查无异常。

诊断：左腕关节扭伤。

治疗：经手法治疗后，患者可自如活动腕关节。

第九节　膝关节创伤性滑膜炎

膝关节创伤性滑膜炎又称急性滑膜炎，它是以膝关节积血、积液为主症的疾患。由于膝部经常在负重下活动，并且膝关节杠杆作用强，因此易遭受扭挫等外伤，导致关节囊滑膜层损伤，发生充血、渗出，关节腔内大量积液、积血而引起滑膜炎。

一、解剖生理

膝关节囊宽大而松弛，其纤维层的内面由滑膜层覆盖，是人体关节中滑膜面积最大的关节。除关节软骨与半月板表面外，其纤维层、交叉韧带、髁间窝和髁间隆起处均覆盖一层滑膜。在膝关节的前方及两侧，滑膜膨出构成髌上囊，可达到髌骨上缘7～8 cm处。滑膜富有血管，其血运丰富。滑膜细胞分泌滑液，可润滑关节，以增加关节的活动范围，并能营养无血管的关节软骨，散发关节活动时所产生的热量。

二、病因病机

膝关节遭受突然剧烈的扭挫伤或其他损伤，使关节囊滑膜层受损，出现充血渗出等改变。关节腔内逐渐积聚大量的液体，其中含有纤维素、血浆、白细胞等。关节内压力的增高，影响了淋巴系统的循环。积液如不能及时吸收，则转为慢性滑膜炎。当滑膜受到外伤后，其分泌失调则使滑膜腔积液，而滑膜在长期炎症的刺激下逐渐肥厚，纤维素沉着、机化，导致关节粘连、活动受限。久之可继发创伤性关节炎、股四头肌萎缩，严重影响膝关节的功能。

三、临床表现

1. 症状

患者多有明显的外伤史，伤后膝关节肿胀、疼痛、活动困难。膝关节呈弥漫性肿胀，且逐渐加重。一般伤后5～6 h出现髌上囊处饱满膨隆。

2. 体征

（1）局部皮温增高，压痛广泛，但膝关节屈伸受限不严重。

（2）浮髌试验阳性。患者仰卧位，患膝伸直。检查时，医者一手虎口张开压在髌上囊，将囊内液体挤压到髌骨下方，另一手食指垂直向下按压髌骨，如髌骨有浮动感为阳性，提示关节内有大量积液或积血。

（3）膝关节穿刺可抽出淡黄色或淡红色液体。

（4）膝关节过伸、过屈活动不能完成，抗阻力伸膝时疼痛尤甚。

四、诊断与鉴别诊断

根据病史、症状及相关检查，诊断一般并不困难。诊断应与以下病症鉴别。

1. 膝关节血肿

多为较严重的急性损伤，如骨折、韧带、半月板等的损伤。一般于伤后立即出现肿胀、疼痛剧烈、关节活动明显受限。早期关节穿刺抽出的液体为血性，进一步拍片或造影即可诊断。

2. 慢性滑膜炎

多为急性创伤性滑膜炎失治转化而成，或由其他慢性劳损导致滑膜的炎症渗出，造成关节积液，临床上多属中医的痹症范围，老年人多见，患者主诉两腿沉重不适，膝部伸屈困难，但被动运动均无明显障碍，疼痛不剧烈，局部不红不肿，膝关节功能检查一般无明显的阳性体征，髌韧带两侧膝眼处隆起，以手触之有松软感甚至有囊性感，关节积液如超过30 ml则浮髌试验呈阳性。

五、治疗

1. 中药熏蒸

（1）合理配置锅底底料（底料：80 ml醋+40 ml黄酒+10 kg水）。做到水不宜过少，防止锅干；水不宜过多，防止中药包打湿。

（2）中药方剂：羌活30 g、防风20 g、独活20 g、川芎10 g、威灵仙10 g、桑枝10 g、牛膝10 g、甘松10 g。共研细末装入自制的袋中，每袋50 g，然后放置在蒸锅中蒸40分钟备用。

（3）中药蒸包：要求蒸包温度不低于60 ℃。

（4）中药熏蒸治疗：

①病人仰卧于床上，露出膝盖，将蒸热的中药包横敷于膝盖，加盖塑料纸（塑料纸应大于中药包，防止弄脏病人的衣物）。

②熏包时要求中药包要热，不能烫伤皮肤（当温度高于60 ℃时将中药包上下抖动，以不烫手为宜）。

③敷包时间为40分钟，每10分钟更换1次。

2. 李氏手法正骨复位

操作方法：将患肢髋、膝关节各屈曲90°，医者一手扶膝部，另一手握踝上。在牵引下，摇晃膝关节，将膝关节充分屈曲，再将其拔直（图5-18）。

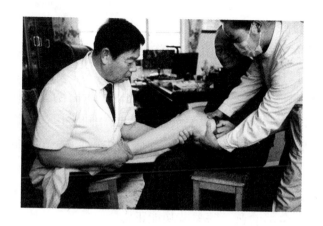

图5-18　膝关节摇法

【典型病例】

陈某，男，22岁，因下楼梯时不慎踏空，将左膝关节扭伤，伤后膝关节肿胀，活动困难，第2天前来就诊。

体征：患部皮温增高，压痛广泛，浮髌试验阳性，X线片无异常。

治疗：经手法治疗后患者疼痛明显减轻，连续治疗1周，膝关节行走时不痛，且肿胀消退。

六、李氏手法正骨复位治疗膝关节滑膜嵌顿症

膝关节滑膜嵌顿症在临床上并不多见，笔者采用手法治疗取得了良好的疗效，现就其症状、体征、手法及机理报告如下。

1．一般资料

本组124例患者中，男86例，女38例；年龄24～56岁；受伤时间最短2 h，最长7天。

2．症状及体征

（1）膝关节外伤史。

（2）膝关节上方股四头肌两侧肿胀，按压有弹性感，有明显疼痛感。

（3）膝关节活动受限。膝关节活动一般维持在屈膝20°～60°，被动活动超过此范围均引起膝关节疼痛，尤以屈膝活动为甚。

（4）膝部X线片骨质无异常。

3．手法治疗

患者仰卧位，医者位于其旁。首先轻轻按摩股四头肌两侧数分钟，然后医者一手握住患肢小腿部，另一手扶住膝关节并用拇、食指按压股四头肌内、外侧，尽量使膝关节屈曲。此时患者有明显疼痛感，嘱患者放松，接着医者拉住小腿使膝关节至伸直位，同时压住股四头肌的两侧用力向下推接。如果股四头肌两侧肿胀消失，膝关节屈曲时疼痛明显减轻。

4．治疗结果

本组124例全部治愈，膝关节功能正常。

5．讨论

（1）造成膝关节滑膜嵌顿症的原因。损伤过程中，膝关节处于屈曲位，暴力通过髌骨传导至膝关节，加上体重的前倾压迫，产生膝关节屈曲收缩。膝关节有内、外侧副韧带，前、后交叉韧带及髌韧带的保护，是一个相对比较稳定的关节。当外力致膝关节屈曲收缩时，很可能造成膝关节囊上方间隙增宽，致滑膜嵌顿至膝关节间隙中，引起膝关节结构上的紊乱。滑膜皱襞富有感觉，任何压迫及刺激均可产生疼痛，造成膝关节疼痛及活动功能受限。

（2）手法作用的机理。膝关节滑膜嵌顿症与祖国医学中的"骨错缝，筋出槽"相类似，手法治疗能够起到"拨乱反正，正骨入穴"的作用。手法治疗可使股四头肌及嵌顿的滑膜皱襞相对松弛，有利于嵌顿的滑膜恢复；使膝关节上方的关节间隙相对增宽并处于较有张力的状态，为嵌顿的滑膜创造了恢复的条件；使嵌顿的滑膜皱襞随着膝关节囊上方的张力一起弹跳而出，并使关节滑膜不再过度移动，解除了关节的紊乱，从而取得了良好的疗效。

第十节　膝关节侧副韧带损伤

膝关节侧副韧带位于膝关节的内、外侧，分为内侧副韧带和外侧副韧带。膝关节侧副韧带损伤属于中医膝缝伤筋的范畴。由于膝外侧副韧带受对侧肢体和膝外侧肌肉的保护，因此损伤的机会极少。膝部内侧的稳定，主要依靠膝内侧副韧带的紧密连接来维持，而膝关节的生理外翻和膝部外侧易受暴力影响，内侧副韧带的损伤机会相当多，严重者可合并内侧半月板或交叉韧带的损伤，从而破坏了膝内侧的稳定性，影响膝关节的功能，必须及时正确地进行治疗。

一、解剖生理

内侧副韧带由深、浅两层组成，深层又称为关节囊韧带，呈三角形，扁宽而坚韧，基底向前，尖端向后，分为前纵部、后上斜部和后下斜部。前纵部起自股骨内上髁向下移行，止于胫骨上端的内面。韧带的内面与内侧半月板边缘紧密相连。后上斜部自前纵部起点后缘开始斜向后下伸展，止于胫骨内侧关节边缘，并同内侧半月板的内缘连接。后下斜部起于前纵部止点的后缘，斜向后下，止于胫骨内髁后缘和内侧半月板后缘。此韧带可随膝关节的屈伸而前后滑动，当膝关节完全伸直或屈曲时，韧带紧张，关节稳定；而半屈曲位时韧带松弛，关节不稳，易受损伤。

外侧副韧带为条束状坚韧的纤维束，起于股骨外上髁，止于腓骨小头，与关节囊之间有疏松结缔组织相隔，腘肌腱通过外侧副韧带与外侧半月板之间，浅面为股二头肌肌腱，两者之间有滑囊相隔。膝屈曲时该韧带松弛，伸直时则紧张，和髂胫束一起限制膝关节的过度内翻活动。

二、病因病机

1. 膝关节内侧副韧带损伤

（1）当膝关节在轻度屈曲位时，如果小腿骤然外展，可牵拉内侧副韧带造成损伤。

（2）当膝关节伸直位时，膝或腿部外侧受到暴力打击或重物压迫，促使膝关节过度外翻，发生内侧副韧带的部分撕裂或完全断裂，严重者可合并半月板或交叉韧带的损伤。

（3）内侧副韧带损伤其病理变化为扭伤、部分撕裂伤及完全断裂伤。

2. 膝关节外侧副韧带损伤

膝关节外侧面比内侧面受到暴力的机会多，因而受到内翻伤损的机会就少，故外侧副韧带损伤的发生率比内侧低，有时来自膝内侧的暴力作用于膝部或小腿内翻位倒地摔伤，常可引起膝外侧副韧带损伤，多见于腓骨小头抵止部撕裂。严重者可伴有外侧关节囊、腘肌腱、腓总神经的撕裂。甚者可合并腓骨小头撕脱骨折。

韧带损伤后局部可出血、机化、钙化、粘连，膝关节屈伸活动受限。

三、临床表现

1. 症状

多见于膝内侧副韧带损伤，膝部有明显的外翻位受伤史；伤后膝内侧疼痛、肿胀，时间长者可出现皮下瘀血，小腿外展时疼痛加重，行走跛行；疼痛与压痛点局限于内侧副韧带的起止部或体部；韧带完全断裂者，局部可触及凹陷缺损。

2. 体征

（1）膝关节有过度外翻活动。

（2）膝内侧副韧带牵拉试验阳性。患者仰卧位，下肢伸直，医者一手置膝外侧向内推，另一手握踝上使之外展。如膝内侧出现疼痛为阳性，关节明显松动者为内侧副韧带完全断裂。

（3）如合并半月板或交叉韧带损伤者，可出现关节内积血、麦氏征阳性、抽屉试验阳性等。

（4）X线片检查。在膝内、外翻应力下拍摄正位片，若韧带完全断裂者则膝关节内、外侧间隙明显增宽，在撕脱骨折部位可见条状或小片状游离骨块。

四、诊断与鉴别诊断

根据病史、症状及相关检查，一般不难确诊，应与以下病症鉴别。

1. 内侧半月板损伤

患者一般都有典型的膝部外伤史，伤后膝关节肿胀明显，活动障碍，后期膝关节有交锁现象和弹响音，股四头肌萎缩，麦氏征阳性。

2. 交叉韧带损伤

患者多有较严重的膝部外伤史，膝关节肿胀严重，疼痛剧烈。抽屉试验阳性。多合并有胫骨棘的撕脱骨折。

五、治疗

1. 中药熏蒸

（1）合理配置锅底底料（底料：80 ml醋+40 ml黄酒+10 kg水）。做到水不宜过少，防止锅干；水不宜过多，防止中药包打湿。

（2）中药方剂：海风藤30 g、络石藤30 g、千年健30 g、鸡血藤15 g、透骨草30 g、牛膝30 g、川芎30 g。共研细末装入自制的毛巾袋里，每袋50 g，然后放置在蒸锅中蒸50分钟。

（3）中药蒸包：要求蒸包温度不低于60 ℃。

（4）中药熏蒸治疗：

①病人仰卧于床上，露出膝盖，将蒸热的中药包横敷于膝盖，加盖塑料纸（塑料纸应大于中药包，防止弄脏病人的衣物）。

②熏包时要求中药包要热，不能烫伤皮肤（当温度高于60 ℃时将中药包上下抖动，以不烫手为宜）。

③敷包时间为40分钟，每10分钟更换1次。

2. 李氏正骨复位

操作方法：

1）内侧副韧带损伤

（1）患者正坐在椅子上，面对医者，两腿屈膝。助手坐在患者伤侧，双手固定住大腿下端。医者半蹲于患者正前方，一手由膝外侧用拇指、食指扣住髌骨，拇指按住内侧副韧带受伤处，余三指在腘窝部拿住伤膝，另一手则由内侧握住伤肢踝部，轻轻环转摇晃。

（2）医者站在伤肢外侧，用拿膝之手按住伤处，握踝之手与助手相对用力拔伸。

（3）医者将伤肢屈曲盘膝，大腿外展、外旋，足跟尽量靠近腱侧腹股沟部，用拿膝之手的拇指推捻伤处。

2）外侧副韧带损伤

患者侧卧床上，伤肢在上，助手固定大腿下端。医者用一手拿膝，拇指按在伤处，另一手拿踝，做小腿的摇法后与助手用力相对牵引，然后将膝关节屈曲，同时撤去助手，医者尽力使其髋、膝关节屈曲（图5-19）。

【典型病例】

薛某，男15岁，学生，与同学玩耍时不慎扭伤左膝关节，当时左膝关节组织肿胀、疼痛，尤以小腿外展时明显，行走跛行。

体征：膝关节有过度外翻活动，膝内侧副韧带牵拉试验阳性，X线片无异常。

诊断：膝关节侧副韧带损伤。

治疗：经手法治疗后左膝关节可自由活动，无疼痛，1周后肿胀消退，活动自如。

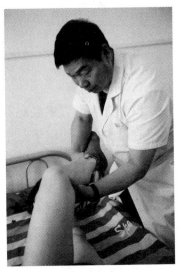

图5-19　外侧副韧带
损伤手法复位

第十一节　膝关节半月板损伤

膝关节半月板损伤是指膝部因急、慢性损伤，导致半月软骨撕裂，从而引起膝关节肿胀、疼痛、关节交锁等一系列综合征。本病青年人多见，常发生在半蹲位工作的矿工、搬运工和运动员等。

膝关节是由一个较平坦的胫骨平台和两个弧形的股骨髁部相连接，它部位表浅，为人体中关节面积最大、结构最复杂、杠杆作用最强、负重最多、最容易损伤的关节。

一、解剖生理

半月板是膝关节的缓冲装置，分为内、外侧半月板。半月板是一种纤维软骨组织，本身无血液循环，所以损伤后修复能力极差。每侧半月板又分内、外两缘，前、后两角。

1. 内侧半月板

内侧半月板较大，呈"C"形，如镰刀样，前2/3窄，后1/3宽，内缘极薄并游离于关节内，外缘增厚，与胫骨平台边缘被冠状韧带相连，其中部与内侧副韧带紧密相连，以限制其过度移动。其前角附着于前交叉韧带的前方，胫骨髁间隆突的前面，并有横韧带与外侧半月板的前角相连；后角附着于后交叉韧带的前方，胫骨髁间隆突的后面。

2. 外侧半月板

外侧半月板较小而厚，前后等宽，外缘不与外侧副韧带相连。其前角附着于胫骨髁间隆突之前，后角附着于髁间隆突之间。半月板填充于膝关节的股骨髁与胫骨平台之间，它增强了膝关节的稳定性，并可避免周围软组织挤入关节内，还可缓冲震荡，分泌骨液。当膝关节伸直时，半月板被股骨髁推挤向前，膝关节屈曲时，半月板则被推挤向后。膝关节半屈曲位时，膝内外翻与扭转活动较大，因此临床上以外侧半月板损伤最多见。

二、病因病机

当正常运动时，膝关节是由股骨髁软骨面在半月板上面滑动或滚动来进行屈伸活动的。在小腿外翻、外旋或内翻、内旋时，半月板上面粘住股骨髁并随之活动，而下面与胫骨平台之间的活动则增加。在正常情况下，半月板有一定的移动度，可以代偿，若此时膝关节由屈曲位突然改为伸直位，由于动作突然加上体重的压力，则可造成半月板卡于股骨髁与胫骨平台之间，因来不及移动而导致半月板的破裂。半月板损伤一般可分为边缘撕裂，纵行撕裂，横行撕裂，水平撕裂及前、后角撕裂。由于半月板缺乏血运，只在周缘有血循环，因此除边缘性撕裂外，一般很难有修复的可能。破裂的半月板不但失去了其协助稳定膝关节的作用，而且还影响膝关节的活动功能，甚至造成关节交锁的症状；同时，破裂的半月板与股骨髁、胫骨髁之间长期磨损，最后将会导致创伤性关节炎。

三、临床表现

1. 症状

由于急性期局部肿胀、疼痛剧烈，临床上多难以做出早期的明确诊断。患者多有膝关节扭伤史。扭伤时患者自觉关节内有撕裂感，随即发生疼痛肿胀、活动受限、行走跛行。疼痛与压痛多局限于膝关节内、外侧间隙。肿胀则于伤后数小时内关节肿胀显著，而慢性期则无肿胀。损伤时可出现清脆的关节弹响音，转为慢性期后则膝关节伸屈时有弹响音。有交锁现象，即患者走路时常出现膝关节突然被卡住，既不能伸直，又不能屈曲，并伴有疼痛感，如将膝关节稍微伸屈活动，有时可发生弹响音，交锁自解。

2．体征

（1）麦氏征试验阳性。患者仰卧位，医者站在患肢外侧，以一手拇、食指分别按于两侧膝关节间隙，另一手握在踝上或足跟部，使髋、膝关节完全屈曲，然后将小腿由内收位逐渐外展、内旋并伸膝时，如手指有冲击感或同时有清脆的弹响音及疼痛，即为麦氏征阳性，提示有外侧半月板损伤；若将小腿由外层位逐渐内收、外旋并伸膝时，如手指有冲击感或同时有清脆的弹响音及疼痛，即为麦氏征阳性，提示有内侧半月板损伤。

（2）半月板研磨试验阳性。患者俯卧位，膝关节屈曲，医者在患足底部用力下压并旋转，出现疼痛则为半月板研磨试验阳性。

（3）如病程长者，可致股四头肌萎缩。

（4）X线检查。膝部X线片不能显示半月板损伤，故直接诊断作用不大，但拍摄X线片可以排除膝关节的骨性病变或其他疾患，所以多被认为是常规检查的一种方法。

（5）必要时可做膝关节造影术以明确诊断。膝关节造影术检查分为充气造影、碘水造影及气和碘水混合造影三种。在诊断半月板损伤上有一定价值，且可确定半月板损伤的部位。

四、诊断与鉴别诊断

无论内侧半月板或外侧半月板损伤，多数患者有膝关节外伤史，局限性疼痛，部分患者有打软腿或膝关节交锁现象。股四头肌萎缩，膝关节间隙压痛，膝在过伸或过屈以及被动的内收或外展时都可引起膝关节间隙的局限性压痛，麦氏征及半月板研磨试验大多数为阳性。通常需要与下列疾病鉴别。

1．膝关节内游离体

膝关节内游离体可引起关节活动时突然交锁，但由于游离体在关节内随意活动，因此关节运动受阻之位置也在随意变动；而半月板损伤后关节发生交锁，活动受限且有固定的角度和体位。由于游离体是骨性，故X线片可以显示之。

2．创伤性滑膜炎

膝关节肿胀，浮髌试验阳性。损伤后当即出现肿胀者，为瘀血所致；损伤后期出现积液多为滑膜的炎症引起。

五、治疗

1．中药熏蒸

（1）合理配置锅底底料（底料：80 ml醋+40 ml黄酒+10 kg水）。做到水不宜过少，防止锅干；水不宜过多，防止中药包打湿。

（2）方剂组成：当归30 g、白芍80 g、茯苓50 g、血竭10 g、红花50 g、儿茶30 g、丁香40 g、木香30 g、丹皮30 g、杨树皮50 g。共研细末装入自制的毛巾袋里，每袋装药粉100 g备用。

（3）中药蒸包：要求蒸包温度不低于60℃。

（4）中药熏蒸治疗：

①病人仰卧于床上，露出膝盖，将蒸热的中药包横敷于膝盖，加盖塑料纸（塑料纸应大于中药包，防止弄脏病人的衣物）。

②熏包时要求中药包要热，不能烫伤皮肤（当温度高于60℃时将中药包上下抖动，以不烫手为宜）。

③敷包时间为40分钟，每10分钟更换1次。

2．李氏手法正骨复位

操作方法：病人正坐靠背椅上自由屈曲患肢。医者面对病人蹲在椅前，一手握住足踝部，另一手拇指按压外侧半月板接点，余四指扶持膝关节部。握足踝部之手，首先使患膝屈曲，然后使小腿内收、外旋，再逐渐使膝关节伸直，另一手拇指同时借机向内按压外侧半月板前角，然后拇指顺关节间隙向下按压外侧半月板之外缘，偶尔可听到半月板破裂处的闭合声（图5-20）。

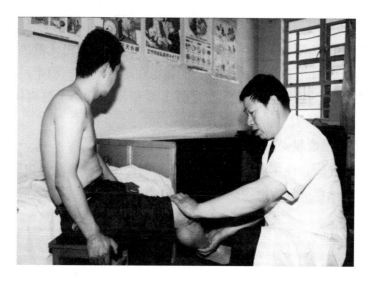

图5-20 外侧半月板损伤复位手法

【典型病例】

病例1，马某，女39岁，干部，下楼梯时不慎失足滑落，未摔倒，当即感到右膝部疼痛不适，活动后加重，次日前来就诊。

体征：双拇指触诊右膝外侧半月板边缘前外侧钝厚、高隆、压痛明显，X线片无异常。

诊断：半月板嵌顿性损伤。

治疗：经手法治疗后，症状当即基本消失。

病例2，张某某，女，61岁。右腿不能伸直，上楼梯疼痛，无力半月余。半月前在井台提一桶水转身下台阶时，不慎失足滑落，未摔倒，当即感到右膝部疼痛不适，经活动后未见好转。次日起，疼痛加重，走路跛行。近日来疼痛减轻，但大便时不能全蹲，站立时右腿不能伸直，经理疗无著效，来就诊。

检查：站立时右腿不能完全伸直，膝关节呈150°，蹲位右膝不能全屈，伸直双下肢端坐床上时，右膝不能完全伸直，腘窝与床面有一间隙。双拇指触诊右膝外侧半月板边缘前外侧钝厚、高隆、压痛明显。

诊断：半月板嵌顿性损伤（右）。

治疗：经手法治疗后，症状当即基本消失，复诊3次，热醋洗2次（患处），共10天恢复正常功能。

3．中药治疗

外敷药：白芨30 g、白芍30 g、甜瓜子30 g、合欢皮30 g、续断30 g、千年健30 g、土鳖15 g、远志15 g、萆薢15 g、白芷15 g、甘草9 g（中年病人，可加檀香、三七、广木香各15 g）。

第十二节　退行性膝关节炎

退行性膝关节炎是由膝关节的退行性改变和慢性积累性关节磨损而造成的，以膝部关节软骨变性，关节软骨面反应性增生，骨刺形成为主要病理表现。临床上以中老年人发病多见。

一、解剖生理

膝关节是人体中最大而且结构最复杂的一个关节，其位置表浅，负重大，活动量大，其结构复杂且不稳定，特别是在活动过程中由于关节不稳，容易引起损伤。膝关节也是骨质增生的好发部位之一。膝关节的结构由骨关节面、肌肉、韧带以及关节腔内容物等组成。其功能活动为机械运动的过程。

膝关节是由股骨下端与胫骨上端及髌骨组成，膝关节面上附着关节软骨。软骨表面十分光滑，有防止摩擦的作用。

二、病因病机

本病的病因目前尚不十分明确，一般认为与年龄、性别、职业、机体代谢及损伤有关，尤其与膝关节的机械运动关系密切。膝关节的疼痛多发生于肥胖的中老年妇女，是由于超负荷等因素反复持久地刺激而引起膝关节的关节软骨面和相邻软组织的慢性积累性损伤，同时使膝关节内容物的耐受力降低，当持久行走或跑跳时在关节应力集中的部位受到过度的磨损，使膝关节腔逐渐变窄，关节腔内容物相互摩擦，产生炎性改变，关节腔内压力增高。异常的腔内压刺激局部血管、神经，使之反射性地调节减弱，应力下降，形成作用于关节的应力和对抗该应力的组织性能失调。另外，由于中老年人的内分泌系统功能减弱，骨性关节系统会随之逐渐衰退。因此营养关节的滑液分泌减少，各种化学成分也逐渐改变，出现骨质疏松，关节软骨面变软变薄，承受机械压力的功能随之减低；加上长期的磨损和外伤，于是关节软骨面出现反应性软骨增生，经骨化形成骨刺或骨赘。中老年人的胫骨髁部呈蝶形，骨质疏松，而股骨髁则呈半球形，且骨质较硬，在站立和行动时特别是肥胖患者，重力通过股骨髁而作用于胫骨髁的髁间棘上。当形成骨刺后则可对滑膜产生刺激，关节面变形或关节间隙狭窄时，关节活动明显受限且疼痛加剧。

本病的病理变化，早期因关节软骨积累性损伤导致关节软骨的原纤维变性，而使软骨变薄或消失，引起关节活动时疼痛与受限；在后期，关节囊形成纤维化增厚，滑膜充血肿胀肥厚，软骨呈象牙状骨质增生。同时，膝关节周围肌肉因受到刺激而表现为先痉挛后萎缩。总之，其病理改变是一种关节软骨退行变化引起的以骨质增生为主的关节病变，滑膜的炎症是继发的。

三、临床表现

1. 症状

本病患者主要表现为发病缓慢，多见于中老年肥胖女性，往往有劳损史；膝关节活动时疼痛，其特点是初起疼痛为发作性，后为持续性，劳累后加重，上下楼梯时疼痛明显；膝关节活动受限，跑、跳、跪、蹲时尤为明显，甚则跛行，但无强直；关节活动时可有弹响摩擦音，部分患者可出现关节肿胀，股四头肌萎缩；膝关节周围有压痛，活动髌骨时关节有疼痛感。个别患者可出现膝内翻或膝外翻；关节内有游离体时可在行走中突然出现交锁现象，稍活动后又可消失。

2. 体征

X线检查：正位片显示关节间隙变窄，关节边缘硬化，有不同程度的骨赘形成。侧位片可见股骨内侧髁和外侧髁粗糙，胫骨髁间棘变尖，呈象牙状，胫股关节面模糊，髌骨关节面变窄，髌骨边缘骨质增生及髌韧带钙化。

四、诊断与鉴别诊断

1. 诊断要点

（1）中老年女性患者多见，发病高峰在50～60岁。

（2）有典型的膝关节疼痛症状伴关节活动受限。

（3）有以下典型体征：膝关节周围压痛，关节活动弹响及摩擦音，关节挛缩或股四头肌萎缩。X线片显示关节间隙变窄，髁间棘变尖，髌骨边缘骨质增生，胫股关节面模糊及韧带钙化。

2. 鉴别诊断

应排除风湿及类风湿性关节炎，膝关节严重创伤，如骨折、半月板损伤、十字韧带或侧副韧带损伤等，下肢畸形，如膝内翻、膝外翻及关节感染化脓性关节炎、关节结核等。

五、治疗

1. 中药熏蒸

（1）合理配置锅底底料（底料：80 ml醋+40 ml黄酒+10 kg水）。做到水不宜过少，防止锅干；水不宜过多，防止中药包打湿。

（2）方剂组成：天南星30 g、川芎30 g、川乌30 g、草乌30 g、血余炭30 g、穿山甲20 g、海桐皮20 g、白蔹20 g、硼砂20 g。共研细末装入自制的毛巾袋里，每袋50 g备用，用微火将药包蒸透。

（3）中药蒸包：要求蒸包温度不低于60℃。

（4）中药熏蒸治疗：

①病人仰卧于床上，露出膝盖，将蒸热的中药包横敷于膝盖，加盖塑料纸（塑料纸应大于中药包，防止弄脏病人的衣物）。

②熏包时要求中药包要热，不能烫伤皮肤（当温度高于60℃时将中药包上下抖动，以不烫手为宜）。

③敷包时间为40分钟，每10分钟更换1次。

2. 李氏手法正骨复位

操作方法：

（1）患者仰卧位，医者捏法作用于大腿股四头肌及膝髌周围直至局部发热为度。

（2）患者仍仰卧位，医者站在患膝外侧，用双拇指将髌骨向内推挤，同时垂直按压髌骨边缘压痛点，力量由轻逐渐加重。后用单手掌根部按揉髌骨下缘。

（3）医者做膝关节扳法，同时配合膝关节屈伸、内旋、外旋的被动活动，最后在膝关节周围行捏法。

【典型病例】

朱某，女，62岁，农民，左膝关节疼痛两年，尤以活动后为甚。

体征：膝关节周围压痛。

诊断：退行性膝关节炎。

治疗：经手法治疗1周后疼痛缓解，连续使用中药，经回访3年无复发。

3. 中药治疗

（1）外用药方剂：千斤拔60 g、杜仲12 g、熟地30 g、白芍12 g、川木瓜12 g、川牛膝12 g、益母草30 g、阿胶12 g、茯苓15 g、何首乌18 g、苡仁12 g、钩藤15 g、防己10 g、党参21 g、鹿衔草30 g、大力王12 g、丢了棒30 g。1包分为10小份，取其中1小份，用两个鸡蛋清调和后放在膝关节上，然后在上面放1个塑料袋，1条干毛巾，放个热水袋加热1 h后废弃。每天下午使用。

（2）口服药方剂：血蝎20 g、穿山甲20 g、全蝎20 g、川牛膝20 g、甘草20 g、蜈蚣6条、川楝子12 g、桃仁10 g、红花10 g。粉成末粉，口服3 g，每日3次，黄酒冲服。

第十三节　痛风病

痛风是尿酸盐结晶沉积引起的病变，可累及足部，最常累及第一跖趾关节，造成急性炎症反应性滑膜炎。

一、病因

痛风是嘌呤代谢异常致使尿酸合成增加而导致的代谢性疾病。肾功能异常时由于肾脏的尿酸清除率下降也会引起尿酸水平上升。血浆中的尿酸达到饱和，导致尿酸单钠结晶沉积在远端关节周围相对缺乏血管的组织中。这种结晶的出现可导致单关节或者多关节的急性炎性滑膜炎。痛风在男性中较为多见，拇趾是最常见的受累区域，50%～70%初次发病发生于此。90%的痛风患者在其一生中的某个时期会发生第一跖趾关节受累。其他可能受累的足部区域有足背部、足跟以及踝部。除了累及关节之外，尿酸结晶还可以沉积在皮下，被称作痛风结节。

二、临床表现

急性痛风发作时表现为受累关节严重的疼痛、肿胀、红斑、僵硬、发热，且症状发生突然。发作期一般持续数天到1周。一般发病时没有诱因，但可以继发于轻度创伤或是食用富含嘌呤的食物之后。痛风经常在手术后急性期内发作。

三、诊断

诊断可以通过关节穿刺和滑膜液结晶物的分析来确定。一般也可以根据症状史、第一跖趾关节这一特征性部位以及经常多关节发病的特点，结合血尿酸水平的升高而做出诊断。如果不能明确诊断，或者临床表现为膝、踝或腕关节的单关节受累，则应行关节穿刺以除外感染。

痛风偶尔会慢性起病，表现为骨质增生和痛风结晶沉积所致的第一跖趾关节增大突起。一些患者还同时遭受其他疾病的困扰，如神经病变、糖尿病、血管疾病等，表现为痛风结节部位的溃疡形成。痛风初次发作时，骨与关节面的影像学变化不是很明显，但随着疾病的加重，关节周围的破坏可表现为经典的双侧关节的"鼠咬"样损伤。一般情况下关节面不受累及，但在慢性病例中关节可能会被严重破坏。

四、治疗

痛风急性发作期应采用休息、抬高患肢、穿硬质鞋底的鞋、露趾的术后鞋来缓解症状。药物治疗包括大剂量非甾体抗炎药或者秋水仙碱。当存在慢性痛风结节时，可对有症状部位行清理或者沉积物清除。痛风和焦磷酸盐关节病所致的严重关节破坏，治疗同第一跖趾关节退行性关节炎或者拇指僵硬。关节清理术、植入式关节成形术和关节融合术均是处理中、重度关节破坏的合理选择。

中药治疗：

（1）外用药方剂：千斤拔60 g、杜仲12 g、熟地30 g、白芍12 g、川木瓜12 g、川牛膝12 g、益母草30 g、阿胶12 g、茯苓15 g、何首乌18 g、苡仁12 g、钩藤15 g、防己10 g、党参21 g、鹿衔草30 g、大力王12 g、丢了棒30 g。1包分为10小份，取其中1小份，用两个鸡蛋清调和后椎摊平的病患放在双脚，然后在上面放1个塑料袋，1条干毛巾，放个热水袋加热1 h后废弃。每天下午使用。

（2）口服药方剂一：白花蛇20 g、穿山甲20 g、全蝎20 g、川牛膝20 g、甘草20 g、蜈蚣6条、川楝子12、桃仁10 g、红花10 g、粉成末粉。口服3 g，每日3次，黄酒冲服。

（3）口服药方剂二：仓术15 g、黄柏12 g、薏米30 g、牛膝12 g、木瓜12 g、青黛6 g、滑石15 g、知母9 g、鸡血藤30 g、当归15 g、赤芍15 g、草薢12 g。水煎服，每日1剂。

【典型病例】

周某某，男，50岁，甘南人，在甘南工作。2010年初诊，患者开始发病至今已达15年，初期仅在右足蹈趾关节处红肿热痛，以后逐渐累及双手、双足痛风结石形成，双手、双足严重变形。全身汗如雨洗，尤以足蹈趾关节痛甚，日轻夜重，甚至连声音也有所恶。局部注射吗啡封闭，疼痛也不能缓解。2000年经甘南某医院诊为痛风病，但骨质尚无异常改变。经服用秋水仙碱止痛效果显著，但头晕、恶心等副作用反应也大。以后发病症状逐渐加重，发作时间逐渐增长，间隔时间逐渐缩短。反复发作。于2010年11月来治疗，12月中旬再次急性发作。见患者痛苦病容，由人扶持架双拐而来，两下肢关节疼痛，右足大趾和右踝关节及左膝关节红肿热痛，小便黄赤，苔黄黑厚而湿润，脉细数。证系湿润下注，治宜清热燥湿。初期仅在右足踇趾关节处有红肿热痛，以后逐渐累及双手、双足痛风结石形成，双手、双足严重变形。在健康时穿39鞋号，现在穿51鞋号。经过我们的治疗，一年后手足痛风结石全部消失，行动亦如常人。

五、预防

减少摄入富含嘌呤的食物，如动物内脏、海鲜、禽肉、豆类等，多饮水，促进体内尿酸的排出。

第十四节　踝关节扭伤

踝关节扭伤是临床上常见的一种损伤，中医称为"踝缝伤筋"。一般包括踝部韧带、肌腱、关节囊等软组织的损伤，但主要是指韧带的损伤。任何年龄均可发生本病，尤以青壮年更多见。

一、解剖生理

踝关节是由胫腓骨下端和距骨滑车组成。胫骨下端内侧向下的骨突称为内踝，后缘稍向下突出称后踝，腓骨下端向下突出称外踝。外踝细长，较内踝长约1 cm，且位于内踝后约1 cm。三踝构成踝穴，可容纳距骨。距骨分头、颈、体三部，共有六个关节面。距骨体前宽后窄，其上面的鞍状关节面与胫骨下端的凹形关节面相接，其两侧关节面与内、外踝关节面相嵌合。

胫腓骨下端被坚强有弹性的骨间韧带，下胫腓前、后韧带及横韧带连接在一起，以保证踝关节的稳定。踝关节囊前后松弛而两侧较紧，其前、后韧带薄弱而内、外侧韧带较坚强。内侧副韧带又称三角韧带，起自内踝，向下呈扇形附着于舟状骨、距骨前内侧、跟骨载距突和距骨后内侧，且十分坚强，故不易损伤。外侧副韧带呈束状，分前、中、后三束。前束为距腓前韧带，起自外踝前缘，向前下方止于距骨颈；中束为跟腓韧带，起自外踝尖端，向下止于跟骨外侧面的隆起处；后束则为距腓后韧带，起自外踝内后缘，水平向后止于距骨后突，外侧副韧带不如内踝韧带坚强，故极易损伤。踝关节周围有许多肌腱包绕，却缺乏肌肉和其他软组织。前面有胫前肌腱和伸拇、伸趾长肌腱，后面主要为跟腱，内侧有胫后肌腱，屈拇、屈趾长肌腱，外侧有腓骨长、短肌腱。

踝关节的功能主要是屈伸活动和持重。一般背伸可在20°～30°，跖屈在40°～50°。当踝关节背伸时，腓骨外旋上升并向后移动，踝穴相应增宽1.5～2 mm，以容纳较宽的距骨体前部，同时下胫腓韧带相应紧张，距骨关节面与内、外踝关节面紧密相贴，踝关节较稳定。当足跖屈时，距骨体较窄部分进入到踝穴，腓骨内旋下降并向前移动，踝穴变窄，距骨与两踝关节面虽然相接触，但此时下胫腓韧带松弛，踝关节相对不稳定，则易发生踝部韧带扭伤，尤其是外侧副韧带的损伤。

二、病因病机

踝关节扭伤多是由于行走时不慎踏在不平的路面上或腾空后足跖屈落地，足部受力不均，致踝关节过度内翻或外翻而造成踝关节扭伤。根据踝部扭伤时足所处位置的不同，可以分为内翻损伤和外翻损伤两种，其中尤以跖屈内翻位损伤最多见。跖屈内翻位扭伤时，多造成踝部外侧的距腓前韧带和跟腓韧带损伤，距腓后韧带损伤则少见。外翻位扭伤多损伤踝部内侧的三角韧带，但由于三角韧带较坚韧，一般不易造成韧带的损伤而常常发生内踝的撕脱骨折。当踝关节的内、外翻及旋转活动超过了踝关节的正常活动范围及韧带的维系能力时，就会造成韧带的撕裂伤或韧带附着部位的撕脱骨折。如果将关节附近的脂肪组织及断裂的韧带嵌入关节间隙中，会使关节腔内及皮下发生瘀血，韧带全部断裂时可合并踝关节的脱位。

三、临床表现

1. 症状

患者多有明显的外伤史。损伤后局部疼痛，尤以内、外翻活动及行走时疼痛明显。轻者可见局部肿胀，重者则整个踝关节均肿胀。踝部的软组织较少，损伤后常可引起局部血管破裂且皮下瘀血明显，尤其是在伤后2～3天，皮下瘀血青紫更为明显。主要表现为跛行，走路时患足不敢用力着地，踝关节活动时损伤部位疼痛可致关节活动受限。

2．体征

（1）一手四指在上，拇指在足底，握住足背部，另一手用掌心托住足跟踝部，嘱病人放松患肢，轻轻环转一下踝关节，如踝关节有松动不对缝的感觉和"扎扎"作响或碎裂声，说明踝关节及其跟、距、骰、舟等所组成的距跟、距舟、跟骰三个微动关节有错缝，病人多感到走路时有轻微疼痛，不能长途行走。

（2）踝关节被动内、外翻并跖屈时，局部疼痛剧烈，如足内翻跖屈时，外踝前下方发生疼痛，且有明显局部压痛。

（3）X线片可除外踝部的撕脱骨折。被动强力使足内翻位或外翻位，在此应力下拍摄X线片，可见踝关节间隙明显不等宽或距骨脱位的征象，则提示韧带完全断裂。

四、诊断与鉴别诊断

本病有明显外伤史，局部症状典型，一般不难确诊。通常应与下列疾病鉴别：

踝部骨折：踝部扭伤史更明显，局部肿胀严重，疼痛更剧烈，踝关节功能活动丧失，不能行走。骨折处严重压痛，有时可触及异常活动或听到骨擦音。X线片检查可确立诊断。

五、治疗

1．中药熏蒸

（1）合理配置锅底底料（底料：80 ml醋+40 ml黄酒+10 kg水）。做到水不宜过少，防止锅干；水不宜过多，防止中药包打湿。

（2）方剂组成：海藻30 g，昆布30 g、穿山甲30 g、黄花50 g、当归50 g、川乌30 g、草乌30 g。共研细末装入自制的毛巾袋里，每袋50 g，然后放置在蒸笼中蒸50分钟。

（3）中药蒸包：要求蒸包温度不低于60℃。

（4）中药熏蒸治疗：

①病人仰卧于床上，露出脚踝，将蒸热的中药包横敷于脚踝，加盖塑料纸（塑料纸应大于中药包，防止弄脏病人的衣物）。

②熏包时要求中药包要热，不能烫伤皮肤（当温度高于60℃时将中药包上下抖动，以不烫手为宜）。

③敷包时间为40分钟，每10分钟更换1次。

2. 李氏手法正骨复位

操作方法：

（1）病人正坐靠背椅上，双小腿自然下垂，医者蹲在病人正面。

复位方法：助手面对医者，双手握住患肢膝下部，以对抗医者的拉力。医者右手掌托住患肢足跟部，左手掌心握住足背部，沿小腿纵轴方向纵身向后方均衡用力，离心牵引，与助手密切配合，可同时听到"咯吱"声，以示复位，顺正肌筋和韧带即可。

（2）医者一手拇、食二指按拇趾至小趾的顺序分别牵拉和旋动拇趾至小趾，同时另一手拇指指腹借牵引之力，分别顺摸伸趾、伸拇长肌腱及胫骨前肌腱，看有无位置异常。正常情况下，拇指指腹触及肌腱时有一钝圆的感觉，如肌腱离位，可触到肌腱有一棱面向上，感到拇指指腹下有一锐边，复位方法简单，即借牵引之力，按方向拨动顺压即可复位。

（3）嘱病人端坐伸出小腿足悬空，医者一手捏拿住患足内（或外）侧酌情使足内翻或外翻，另一手食指和中指分别触及外踝和内踝后的肌腱是否有位置错动。外踝后的韧带松弛，在过度背曲和内翻情况下，常造成腓骨长肌腱或腓骨短肌腱由其沟内变位向前滑落在踝骨之上，疼痛非常，复原位后包扎，病人症状立即减轻，内踝后肌腱也常有位置错动，但少于外踝，复位方法相同。

（4）经常因踝关节内翻而使跟外侧皮神经移位，造成走路时明显疼痛。复位方法：使患足轻内翻，医者食指触到移位高起的神经后，顺手按揉于原位，病人即刻疼痛减轻至消失。

第十五节　踝管综合征

踝管综合征是指胫后神经或其分支，经过内踝后面的屈肌支持带下方的骨纤维管时受压而引起的症候群，多是由于踝管内压力过大或组织过多，造成踝关节背屈或跖屈时胫后神经及其分支受压所致。本病在临床上不易引起注意，故常易误诊。多见于经常运动的青壮年。

一、解剖生理

踝管是一个缺乏弹性的骨纤维管，由内踝后下方与距骨和屈肌支持带构成。由后上向前下方走行，并形成一个约90°的弯曲。其顶部由屈肌支持带组成，起于内踝尖，向下、向后止于跟骨内侧骨膜，自屈肌支持带发出数个垂直的纤维间隔，止于跟骨。

其作用是防止肌腱滑脱。胫后神经在踝管内经常附着于一些纤维间隔，使肌腱和神经血管分隔开，相对固定，因而足部活动时，不易受到牵拉。踝管底部为跟骨内侧面，踝管的内容物由前向后依次分为：胫后肌腱，屈趾长肌腱，胫后神经，胫后动、静脉血管及屈拇长肌腱。胫后神经由小腿后侧下行经过内踝后面，在屈肌支持带下面发出1~2个跟支，穿过屈肌支持带，供应足内侧皮肤。胫后神经出踝管后发出跖内侧神经，沿外展拇肌上缘行进，最后在外展拇肌筋膜纤维管通过，支配外展拇肌、5个屈趾短肌、第一蚓状肌、屈拇屈趾肌及内侧三个半足趾的感觉。跖外侧支潜入外展拇肌深面，通过屈拇长肌腱旁纤维弓，然后经过足跖面，支配跖方肌外展小趾肌和外侧的一个半足趾的感觉。从解剖因素来看，胫后神经在踝管内受压，可产生三个分支的相应症状，出踝管后亦可在外展拇长肌、筋膜纤维弓中使跖内侧和跖外侧神经受压。

二、病因病机

1. 踝管管腔缩小

（1）外伤。胫骨远端骨折、踝关节扭伤或挤压伤之关节固定术后、跟骨骨折、创伤后水肿和后期纤维化，造成胫后神经在踝管内粘连。

（2）胫后静脉瘀血、栓塞性静脉炎。

（3）足外翻畸形，产生屈肌支持带及外展拇短肌的纤维起点张力增加。

2. 踝管内组织过多

（1）胫后肌屈拇肌腱或屈趾肌腱的腱鞘炎、滑膜增生或腱鞘囊肿。

（2）风湿性关节炎滑膜组织水肿和炎症。

（3）先天性解剖异常，如增生或肥大的副外展拇肌。

（4）体重增加。

（5）胫后静脉瘤。

（6）胫后神经及其分支的神经鞘瘤。

（7）某些药物引起的踝管内组织增生。

3. 外展拇肌筋膜纤维弓

外展拇肌筋膜纤维弓在跖内侧神经或跖外侧神经进入处产生压迫，尤其是在足外翻时更明显。

由于胫后神经血管束在踝管中被纵向纤维间隔包绕并和肌腱间隔分开，相对地很少受到踝关节活动的牵拉，但踝管又是一个缺乏弹性的骨纤维管，因此胫后神经及其分支在踝管内可因多种原因受到压迫。首先造成局部缺血，胫后神经有丰富的血液供应，其神经纤维对缺血十分敏感；其次踝管内、外各种原因引起胫后神经运动、感觉和营养的一系列病理变化，即胫后神经受压后踝管内压力急剧上升，导致胫后神经外膜上的小动脉或小静脉的血流减少，神经缺氧，毛细血管内皮细胞损害，蛋白漏出，产生水肿，进而增加踝管内的压力，进一步压迫神经外膜的血管。因而病变早期，受压神经的近端肿胀，而远端则苍白，触及较硬。由于神经的连续性保持完整，神经节段在显微镜下呈现水肿，细胞增殖及纤维化，轴束无改变，如及时给予减压，则神经受损可治愈。

三、临床表现

1. 症状

本病好发于男性，特别是体力劳动者及经常运动的青壮年人，女性肥胖者亦多发，单侧者多于双侧。患者往往主诉患足的跖面烧灼或针刺感，活动后加重，但休息时亦可有疼痛，甚至从睡眠中痛醒，起立或步行则可加剧症状，疼痛偶尔可向小腿内侧放射，但一般不超过膝关节。足底感觉减退或消失，其范围在跖内侧神经为内侧三个半趾，跖外侧神经为外侧一个半趾，跟内侧支则为足跟内侧的两点，辨别能力明显降低。

2．体征

（1）叩击或重压内踝下方的胫后神经可引起疼痛及麻木发作。

（2）将足外翻或背屈，甚至直腿抬高时，足底的跖面亦可有疼痛及麻木感。

（3）内踝后方可触及菱形肿块或小结节。

（4）跖内侧神经或跖外侧神经所支配的肌肉发生萎缩，特别是外展拇肌小趾外展肌和第1、第2骨间肌。有时足内侧纵弓处可见饱满，提示肌肉肥大或异常。跖内侧神经营养性发生改变，表现为皮肤干燥不出汗、发亮、脱毛、皮肤青紫、发冷甚至溃疡。

（5）止血带试验阳性，即采用小腿双侧止血带，充气后使压力维持在收缩压以下，阻滞静脉回流，而动脉保持通畅，患肢跖面如出现疼痛与麻木感则为阳性。

（6）肌电图可显示跖内侧神经或跖外侧神经所支配的足小趾肌震颤。

（7）X线片检查有时可显示造成骨性压迫的原因。

四、诊断与鉴别诊断

根据病史、症状及相关检查，一般不难确诊。通常应与以下病症鉴别。

1．踝关节内侧韧带损伤

有典型的足外翻扭伤史，局部肿胀，疼痛剧烈。压痛点多见于内踝前下方，踝关节活动受限较重；但无神经受压症状，一般不难鉴别。

2．内踝部的腱鞘炎

多是由于劳损或反复轻微的扭伤而造成内踝部的腱鞘发生无菌性炎症。内踝后下方疼痛、肿胀、行走不便，但症状均较轻且无足部麻木和自主神经功能紊乱的表现。

五、治疗

1. 中药熏蒸

（1）合理配置锅底底料（底料：80 ml醋+40 ml黄酒+10 kg水）。做到水不宜过少，防止锅干；水不宜过多，防止中药包打湿。

（2）方剂组成：当归50 g、黄芪50 g、鸡血藤30 g、白芨30 g、儿茶30 g、紫河车30 g、阿胶30 g、桑螵蛸30 g，土鳖虫30 g、川断30 g、骨碎补30 g。共研细末装入自制的毛巾袋里，每袋50 g，然后放置在蒸笼中蒸50分钟。

（3）中药蒸包：要求蒸包温度不低于60 ℃。

（4）中药熏蒸治疗：

①病人仰卧于床上，露出脚踝，将蒸热的中药包横敷于脚踝，加盖塑料纸（塑料纸因大于中药包，防止弄脏病人的衣物）。

②熏包时要求中药包要热，不能烫伤皮肤（当温度高于60 ℃时将中药包上下抖动，以不烫手为宜）。

③敷包时间为40分钟，每10分钟更换1次。

2. 李氏手法正骨复位

操作方法：局部顺筋法，即患者患

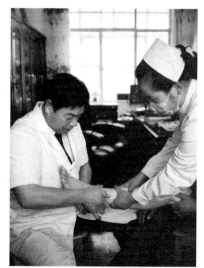

图5-21　踝关节顺筋法

侧在下，侧卧于床上，足踝部放于床外。医者一手拿足趾，另一手拿足跟部，将拇指置于内踝后下方，摇晃拔伸踝关节后使之外翻并背伸，拇指自踝管远端向近端捋顺数次（图5-21）。

【典型病例】

赵某，男，32岁，教师，左足跖面烧灼感1年，活动后加重。

体征：叩击或重压内踝下方的胫后神经可引起疼痛，内踝后方可触及菱形肿块，止血带试验阳性。

诊断：踝管综合征。

治疗：经手法治疗后，左足跖面烧灼感减轻，1周后消失。随访3年无复发。

第十六节　落枕

落枕是颈部软组织常见的损伤之一，是个常见病、多发病。临床上以急性颈部肌肉痉挛、强直、酸胀、疼痛以致转动失灵为主要症状。轻者4~5天可自愈，重者疼痛严重并向头部及上肢部放射，迁延数周不愈。落枕为单纯的肌肉痉挛，成年人若经常发作，常系颈椎病的前驱症状。

一、解剖生理

颈部的肌群有颈阔肌、胸锁乳突肌、菱形肌、斜方肌、头夹肌、半棘肌、肩胛提肌、斜角肌等。这些肌群主管头和颈肩部各种活动。如受到外力牵拉或劳损，致使颈部肌肉群张力平衡失调，便可产生颈部肌筋损伤性痉挛和疼痛。颈部的筋膜位于浅筋膜及颈阔肌的深面，各处厚薄不一，围绕颈项部的肌肉、器官，并在血管和神经周围形成纤维鞘，以维护其完整性而起保护作用。若受外力牵拉过久，受到损伤，颈项部的相应部位便可出现疼痛不舒的感觉。

二、病因病机

落枕多由睡眠时枕头过高、过低或过硬，受凉及风寒侵袭，以及躺卧姿势不良等因素，致使颈部一侧肌群在较长时间内处于过度伸展牵拉位，在过度紧张状态下而发生的静力性损伤。临床中主要是胸锁乳突肌、斜方肌及肩胛提肌发生痉挛。本病的发生多由素体亏虚，气血不足，循行不畅，舒缩活动失调，或夜寐肩部外露，颈肩部受风寒侵袭，致使气血凝滞，肌筋不舒，经络痹阻，不通则痛，故而拘急疼痛。临床中也有少数患者因颈部突然扭转或肩扛重物，致使部分肌肉扭伤，发生痉挛性疼痛而致本病。

三、临床表现

（1）颈项相对固定在某一体位，某些患者用一手扶持颈项部，以减少颈部活动，缓解症状。

（2）颈部疼痛，动则痛甚。

（3）颈部活动明显受限，如左右旋转、左右侧弯、前屈与后伸等活动。

（4）颈部呈僵硬态，活动受限往往限于某个方位上，强行使之活动，则加重状况。

（5）肌痉挛伴压痛。胸锁乳突肌痉挛者，在胸锁乳突肌处有肌张力增高感和压痛；斜方肌痉挛者，在锁骨外1/3处或肩井穴处或肩胛骨内侧缘有肌紧张感和压痛；肩胛提肌痉挛者，在上四个颈椎棘突旁和肩胛骨内上角处有肌紧张感和压痛。

四、诊断与鉴别诊断

落枕是一种急性发作的症状，多在睡眠后出现一侧颈项部疼痛，局部僵硬并有明显压痛，头颈活动受限。但在手法治疗前需与下列疾病加以区别。

（1）颈椎半脱位。常见有寰枢关节半脱位，往往有外伤史和肩部负重史，临床表现为颈项疼痛，颈椎旋转活动明显受限。一般可摄颈椎张口位片证实。

（2）颈椎病。反复落枕，起病缓慢，病程长。因颈椎关节不稳而引起，常伴有椎间隙狭窄，骨质增生，需摄颈椎双斜位片或正位片证实。

（3）颈椎结核。有结核病史和全身体征，如低热、消瘦、盗汗及疲乏无力等，多发于儿童及青壮年，需摄颈椎正侧位片证实。

五、治疗

1. 中药熏蒸

（1）合理配置锅底底料（底料：80 ml醋+40 ml黄酒+10 kg水）。做到水不宜过少，防止锅干；水不宜过多，防止中药包打湿。

（2）方剂组成：黄柏50 g、延胡索30 g、白芷100 g、羌活50 g、血竭30 g，木香30 g、当归50 g。共研细末用自制的毛巾袋装入药粉，每袋50 g，然后放置在蒸笼中蒸50分钟。

（3）中药蒸包：要求蒸包温度不低于60 ℃。

（4）中药熏蒸治疗：

①病人俯卧于床上，露出颈部及肩胛，将蒸热的中药包竖敷于后颈部，加盖塑料纸（塑料纸应大于中药包，防止弄脏病人的衣物）。

②熏包时要求中药包要热，不能烫伤皮肤（当温度高于60 ℃时将中药包上下抖动，以不烫手为宜）。

③敷包时间为40分钟，每10分钟更换1次。

2. 李氏手法正骨手法复位

操作方法：

病人正坐靠背椅上，医者坐在背后，一手扶左（或右）头顶部，另一手握下颏部，轻轻转搬头部，觉察疼痛部位，然后在患侧施手法。

在患者的颈部实施理法手法（图5-22），自枕骨开始按摩，理顺项韧带及胸段棘上韧带。自枕下斜向外下按摩斜方肌肌腹及胸锁乳突肌肌腹至抵止端，以便解除肌痉挛、舒通气血；再自颈内动脉和颈内静脉间向后下方沿副神经走行触摸，多可发觉一纤细条索高起或迂曲，压之酸、麻、胀、痛，用双拇指左右分拨手法使其复平。嘱病人将患侧手摸对侧肩胛骨，使患侧肩胛内角翘起，医者双拇指（或拇、

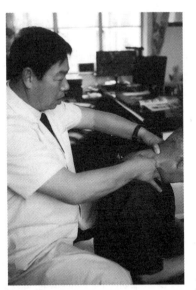

图5-22　落枕理法手法

食二指），顺肩胛内角的内上方，左右分拨可触及一滚动、高起的绳索样物，比较浮动，有压痛，再用拇指点穴按摩法将之顺正，不浮动说明已平复。

【典型病例】

王某，女，35岁，干部，因枕头过高，第2天颈活动受限，肌痉挛伴压痛。

诊断：落枕。

治疗：经手法治疗后疼痛消失，颈部活动自如。

第十七节　前斜角肌综合征

前斜角肌综合征是指经过第1肋骨上缘部，或颈椎横突前侧的锁骨上窝部臂丛神经和锁骨下动脉的血管神经束，受前斜角肌压迫而产生的一系列神经血管压迫症状。本病多因外伤、劳损、先天颈肋、高位肋骨等刺激前斜角肌，使前斜角肌痉挛、肥大、变性而引起。本病好发于30岁左右的妇女。运用手法治疗本病，可改善局部的血液循环，解除前斜角肌的痉挛，从而消除神经、血管的压迫症状。

一、解剖生理

前斜角肌起自颈椎第3～6节的横突前结节，其肌纤维斜向前下方，止于第1肋骨的内上缘和斜角肌结节上。斜角肌有抬高第1肋骨的作用，受臂丛发出的颈5-颈8神经根所支配，斜角肌的抵止部附近比较坚韧而缺少弹性，故该肌异常时，易压迫此处的周围组织。前斜角肌抵止部的后侧与第1肋骨形成锐角，锁骨下动脉即从该角处通过，而锁骨下静脉则从前斜角肌抵止部前侧经过，神经根自椎间孔发出后，沿颈椎横突前侧的浅沟呈斜位向下走行于每个椎体的前侧，至前斜角肌抵止部的后侧，即从前、中斜角肌间隙中穿出，紧贴于锁骨下动脉的后侧，呈水平位或稍向上方绕过第1肋骨。

二、病因病机

当颈部处于后伸侧屈位时，头部突然向对侧和侧屈方向旋转，使对侧前斜角肌的上部和下部受到牵拉扭转而损伤痉挛，或斜角肌发生肥厚和纤维化时，可牵扯第1肋骨抬高而间接压迫臂丛和锁骨下动脉，引起神经血管压迫症状，而肩下垂、高位胸骨、高位第1肋骨或臂丛位置偏后等先天畸形患者，其第1肋骨可长期慢性刺激臂丛神经而引起前斜角肌痉挛、肌肉肥大。此肌痉挛又进一步抬高第1肋骨而加重对臂丛神经的刺激，形成神经血管束压迫症状的恶性循环。另外前、中斜角肌的肌腹，由于解剖的变异而相互合并，神经血管束经过肌腹，或穿过前、中斜角肌某一肌腹，在这两种异常的情况下，神经血管束可受痉挛的斜角肌的束缚，也可造成神经血管的压迫症状。

三、临床表现

颈部前斜角肌局部疼痛，锁骨上窝稍显胀满，可摸到紧张肥大而坚韧的肌腹。患肢有放射性疼痛和麻木触电感，以肩、上臂内侧、前臂和手部的尺侧及小指、无名指为明显，有的患处有麻木、蚁行、刺痒感等。高举患肢以减轻上肢下垂时重力的影响，其症状可减轻并感觉舒适，如用力牵拉患肢则症状感觉明显加重，因此患者多以健手托住上肢，借以减轻下垂的重量，从而使疼痛减轻。少数病人偶有交感神经刺激症状，如瞳孔扩大，面部出汗，患肢皮温下降等，甚至出现霍纳氏征。前斜角肌综合征的早期由于血管痉挛，致使动脉供血不足而造成患肢温度降低，晚期出现血管阻塞症状，如患肢发凉，肤色苍白，甚至手指发生溃疡而坏死。神经长期受压，患肢小鱼际部肌肉萎缩，握力减弱，持物困难，手部发胀及有笨拙感。在颈前即可摸到紧张、肥大而硬韧的前斜角肌肌腹，局部有明显压痛，并向患侧上肢放射。局部及患肢的疼痛症状，即高举患肢症状减轻，向下牵拉患肢症状明显加重。臂丛神经牵拉试验及艾迪森氏试验阳性。摄颈、胸段正侧位片表现颈肋或颈7横突过长或高位胸肋。

四、诊断与鉴别诊断

患者多有搬抬重物或牵拉性外伤史，本病好发于30岁以上的人，女性多于男性，除典型症状外，当与下列疾病鉴别。

1. 颈肋综合征

通常是指由于颈肋的存在使臂丛神经锁骨下动静受压，而引起上肢运动感觉功能障碍或血液循环障碍的一系列临床症状。体检时在锁骨上窝摸不到痉挛的斜角肌。

2. 喙突胸小肌综合征

主要是由于喙突及胸小肌后方的血管神经受压而造成的综合征。可有手与手指的胀满感，前臂与手指有麻木和麻刺感，喙突下胸小肌有压痛等临床表现，体检时臂丛神经牵拉试验阴性。

五、治疗

1. 中药熏蒸

（1）合理配置锅底底料（底料：80 ml醋+40 ml黄酒+10 kg水）。做到水不宜过少，防止锅干；水不宜过多，防止中药包打湿。

（2）方剂组成：羌活30 g、独活30 g、当归30 g、丹皮30 g、川断30 g，红花20 g、桃仁30 g、乳香30 g。共研细末装入自制的毛巾袋里，每袋50 g，然后放置在蒸锅中蒸50分钟。

（3）中药蒸包：要求蒸包温度不低于60 ℃。

（4）中药熏蒸治疗：

①病人俯卧于床上，露出锁骨及上臂，将蒸热的中药包竖敷于锁骨，加盖塑料纸（塑料纸应大于中药包，防止弄脏病人的衣物）。

②熏包时要求中药包要热，不能烫伤皮肤（当温度高于60 ℃时将中药包上下抖动，以不烫手为宜）。

③敷包时间为40分钟，每10分钟更换1次。

2. 李氏手法正骨复位

操作方法：

（1）患者正坐位，医者立于其旁，先用板法在患侧颈肩部施术3～5分钟，接着用多指自上而下的揉颈部（图5-23）。

（2）双手多指自内向外提拿两肩，用拇指揉胸锁乳突肌下部及锁骨窝，硬结处为重点，拇指自内而外沿锁骨下反复揉压，双手同时揉上胸和肩部。

（3）用多指自上而下反复揉受累上肢，牵抖患臂，揉颈肩部，以热为度，最后用小指侧扣打两肩。

【典型病例】

胥某，女，30岁，颈部前方疼痛，伴双上肢放射性疼痛一年。

体征：在颈前可摸到紧张、肥大而硬韧的前斜角肌腹，局部有明显压痛，臂丛神经牵拉试验阳性。

诊断：前斜角肌综合征。

治疗：经手法治疗后1周疼痛缓解，随访1年无复发。

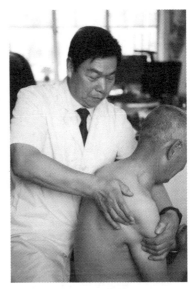

图5-23　肩关节按揉法

第十八节　肩部软组织损伤

肩胛骨位于人后背的部位，一般能够起到保护人的心脏以及肺脏的作用。现在的人们经常不进行体育锻炼，总是坐在椅子上，这样就会导致肩胛骨的部位出现劳损，从而出现非常疼痛的现象，长时间会对人体造成比较大的影响，所以一定要重视起来。

当人们的肩胛骨因为各种原因受损的时候，就会出现肩胛骨缝疼痛，并且连带着前胸疼痛的现象。最常见的原因就是人们长期处于姿势不良，如玩手机、操作电脑、斜卧等，长时期使用一侧上肢或坐在设计不当的椅子及床垫的时候，那么人们的腹部及背部的肌肉就会出现损伤以及衰弱的现象，这样就会很容易引发人们的肩胛骨缝疼痛，并且连带着前胸疼痛。此外，当人们的脊椎在受到损伤，比如出现举重物或者是一些先天遗传因素及关节炎印象的时候，都会造成肩胛骨缝疼痛，并且连带着前胸疼痛的出现。脊椎发生病变的时候，发病的部位多集中在颈部，当人体的颈椎受到压力的时候，颈椎周围的一些神经及肌肉压力过大，容易出现肩胛骨缝疼痛，并且连带着前胸疼痛。脊柱的关节炎也可导致肩胛骨缝疼痛。

大多数情况下，只需要做好针灸按摩就能够取得良好的效果，并且患者在平时要注意，进行一些轻柔的锻炼方法，因为剧烈的锻炼可能会牵扯到人们的肩胛骨，出现疼痛加剧的现象。

一、临床表现

（1）肩部、肘部疼痛，患肢不能抬举，不能用患侧手取物。

（2）患侧上肢垂下，肩部外形正常。

（3）拇指触及喙突处，肱二头肌短头起始端稍较喙肱肌起始端高起，压痛明显。

二、诊断与鉴别诊断

本病需与肩关节脱位鉴别。本病无方肩，患侧肘部可贴同侧胸壁上，被动活动可使患手触摸对侧肩峰，但疼痛加重。

三、治疗

1. 中药熏蒸

（1）合理配置锅底底料（底料：80 ml醋+40 ml黄酒+10 kg水）。做到水不宜过少，防止锅干；水不宜过多，防止中药包打湿。

（2）方剂组成：合欢皮50 g、当归50 g、巴戟30 g、骨碎补30 g、木香50 g、牛膝30 g、夜交藤50 g、海桐皮50 g。共研细末装入自制的毛巾袋里，每袋50 g，放入蒸锅中蒸50分钟。

（3）中药蒸包：要求蒸包温度不低于60 ℃。

（4）中药熏蒸治疗：

①病人俯卧于床上，露出肩部，将蒸热的中药包竖敷于肩部，加盖塑料纸（塑料纸应大于中药包，防止弄脏病人的衣物）。

②熏包时要求中药包要热，不能烫伤皮肤（当温度高于60 ℃时将中药包上下抖动，以不烫手为宜）。

③敷包时间为40分钟，每10分钟更换1次。

2. 李氏手法正骨复位

患者肩部对向医者，医者让患者肘关节屈曲，医者一手握住前臂，使其上臂后伸、外展；另一手拇指按于喙突处，顺外下方向用分筋法，使移位之肱二头肌短头肌腱复位，再环转肩关节手法完毕，多立见卓效，上臂活动自如或轻度受限（图5-24）。

【典型病例】

赵某，男，37岁，因骑自行车摔倒右肩着地，肩关节活动受限伴疼痛，第3天前来就诊。

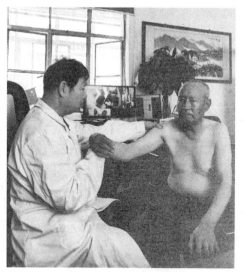

图5-24　肩部扽法

体征：右肩肿胀，内收、外展、前屈、内旋、外旋均明显受限，肱二头肌短头和三角肌下黏液囊处压痛明显，X线片无异常。

诊断：肱二头肌腱短头损伤。

治疗：对患部采用分筋理筋手法，将其拨正、舒顺、压平，治疗后疼痛即刻减轻，活动范围接近正常。

第十九节　肘部软组织损伤

以往对肘部疼痛伴前臂旋转、伸腕功能障碍者称为"网球肘"，或称肱骨外上髁炎，肱桡滑囊炎、桡侧伸腕肌腱炎等。这些都是对该病的病因、病理诊断。近年来，我们以软组织微细解剖位置的变化作为临床病理的基础，对该病的病因、病理有了新的认识，称之为"肘部中医骨伤"。

一、解剖生理

肘关节由肱骨下端、桡骨小头和尺骨半月切迹构成。肱骨下端两侧的隆起称为内、外上髁。内上髁为前臂屈肌腱附着部，外上髁为前臂伸肌腱附着处。桡骨小头上端的凹陷关节面与肱骨小头相接形成肱桡关节，以肱桡韧带相连。桡骨小头被附着在尺骨的桡切迹前后缘的环状韧带内，构成上桡尺关节，它与下桡尺关节组成车轴关节，使前臂进行旋转活动。肱骨滑车与尺骨半月切迹组成尺肱关节，使肘关节进行伸屈运动。

二、病因病机

肘关节由于急性扭伤或慢性积累性劳损，使前臂伸肌腱起点处（肱骨外上髁）骨膜产生撕裂或/和微细解剖位置变化，引起骨膜下出血，形成小血肿；血肿逐渐机化、钙化、骨化，使肱骨外上髁骨质增生成一锐边，这样附着在肱骨外上髁处的伸腕肌腱便受到刺激，可引起肿胀，进而使伸腕肌肌腹肿胀、疼痛及功能活动受限制。另外，疼痛肘由于急性扭伤或慢性劳损常使上桡尺关节松弛或分离，造成肱桡韧带损伤，使前臂旋转功能受限。施手法将上桡尺关节复位可取得明显的效果。

肘部中医骨伤主要有桡侧伸腕肌肿胀、肱骨外上髁嵴伸腕肌联合腱固着处肿胀伴骨质增生呈锐边或呈小结节。桡尺近端关节松弛，肱桡韧带损伤。肱骨外上髁腱腹交界处，反复伸展和后旋运动刺激，造成夹于其间的神经变性，血管增生、渗出、软组织粘连等无菌性炎症改变。

三、临床表现

病人多主诉前臂不能持物，不能用力握拳，腕关节无力。肘关节外侧针刺样疼痛，做前臂回旋动作和伸腕时疼痛加重。检查：肱骨外上髁处骨膜增厚、压痛，骨质成锐边；腕关节屈伸及前臂旋转活动受限；沿桡侧伸腕长肌走向指压钝厚、丰满，压痛明显。有的当前臂伸直处中立位时，肱桡关节处呈一凹窝，有压痛，触及桡骨小头较肱骨小头高起；肱桡韧带处常可触及纵行纤细有压痛的条索。

四、诊断

根据外伤史，肘关节疼痛，前臂不能持物，不能用力握拳，做前臂回旋动作和伸腕时疼痛加重，肱桡韧带硬化呈索条状等不难诊断。

五、治疗

1. 中药熏蒸

（1）合理配置锅底底料（底料：80 ml醋+40 ml黄酒+10 kg水）。做到水不宜过少，防止锅干；水不宜过多，防止中药包打湿。

（2）方剂组成：白芷50 g、羌活50 g、独活50 g、草薢50 g、防风50 g、木香50 g、当归50 g、王不留行30 g、黄花30 g、桂枝30 g。共研细末装入自制的毛巾袋里，每袋50 g，放入蒸锅中蒸50分钟。

（3）中药蒸包：要求蒸包温度不低于60 ℃。

（4）中药熏蒸治疗：

①病人俯卧于床上，露出颈部及肩胛，将蒸热的中药包竖敷于后颈部，加盖塑料纸（塑料纸应大于中药包，防止弄脏病人的衣物）。

②熏包时要求中药包要热，不能烫伤皮肤（当温度高于60 ℃时将中药包上下抖动，以不烫手为宜）。

③敷包时间为40分钟，每10分钟更换1次。

2. 李氏手法正骨复位

操作方法：嘱病人将患肢伸直，医者一手虎口对手腕背面，握住患肢腕部，另一手掌心顶托肘后部，拇指置于肱桡关节

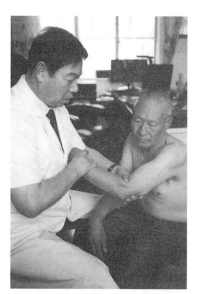

图5-25　肘部软组织损伤扳捏法

处，然后握腕部之手使腕关节掌屈并使肘关节屈曲、伸直交替，另一手当肘关节由屈曲变伸直时在肘后部向前顶推，使肘关节过伸（图5-25），此时可听到"咯吱"声，说明桡尺车轴关节对缝，去除对关节韧带的异常拉力，病人立即可感轻松。不用包扎，仅限制肘关节活动1周即愈。

【典型病例】

唐某，男，44岁，农民，干活时不慎碰伤右肘部，至右肘部酸胀无力，活动时加重1月。

体征：右肱骨外上髁压痛，活动时加重，沿桡侧伸腕肌走行方向压痛明显，触之纯厚，肱桡韧带压痛并有条索状剥离，X线片无异常。

诊断：肘部中医骨伤。

治疗：经手法治疗后自觉症状减轻，经10次治疗后活动正常，症状消失。

第二十节　肩关节周围炎

肩关节周围炎是指肩关节及其周围的肌腱、韧带、腱鞘、滑囊等软组织的急、慢性损伤，或退行性变，致局部产生无菌性炎症，从而引起肩部疼痛和功能障碍为主症的一种疾病，称肩关节周围炎。本病又名"五十肩""冻结肩""漏肩风""肩痹"等，从这些名称不难看出本病的发病年龄、病因病理及临床特征。本病体力劳动者多见，女性略多于男性。

一、解剖生理

肩关节是人体具有最大活动范围的关节，它是由肩肱关节、肩锁关节、肩胛胸壁关节和胸锁关节四部分组成的关节复合体。肩关节周围有很多肌肉和韧带附着，以维持肩关节的稳定及活动肩关节，包括冈上肌、冈下肌、小圆肌、肩胛下肌、三角肌、胸大肌、胸小肌、背阔肌、肱二头肌、肱三头肌以及喙肩韧带、盂肱韧带、喙肱韧带等；同时肩部还有肩肱关节囊和众多的滑液囊，起润滑关节、减少摩擦的作用。肩肱关节的血供主要依靠锁肱前动脉、肩胛上动脉及旋肱后动脉等，肩关节血供丰富，靠近大血管主干，流速较快，细菌栓子不易在局部停留，肩肱关节及周围滑液囊主要受颈5和颈6神经支配，即肩胛上神经、肩胛下神经、肌皮神经和腋神经的关节支配。肩肱关节是典型的球窝关节，其运动分为前屈、后伸、外展、内收、外旋和内旋。

二、病因病机

本病的病因病机目前尚不十分清楚，主要有以下几种。

1. 外伤、劳损

肩关节是人体活动范围最广泛的关节，其关节囊较松弛。维持肩关节的稳定性，多数依靠其周围的肌肉、肌腱和韧带的力量。跨越肩关节的肌腱、韧带较多，而且大多是细长的腱，正常人的肌腱是十分坚韧的，但由于肌腱本身的血供较差，随着年龄的增长，常有退行性改变；另外，由于肩关节在日常生活和劳动中，活动比较频繁，肩部软组织经常受到上肢重力和肩关节大范围运动的牵拉、扭转，容易引起损伤和劳损。损伤后，软组织的充血、水肿、渗出、增厚等炎性改变如得不到有效的治疗，久之则可发生肩关节软组织粘连形成，甚至肌腱钙化，导致肩关节活动功能严重障碍。

2. 外感风寒湿邪

本病的发生与风寒湿邪的侵袭有关。其中湿邪长期滞留于关节，是导致关节运动功能障碍的主要原因。在日常生活中，患者久居湿地，风雨露宿或贪凉夜寐露肩受风，以致风寒湿邪客于血脉筋肉，血受寒则凝，使筋脉失养，脉络拘急而疼痛；寒湿之邪淫溢于筋肉关节，则关节屈伸不灵活。

三、临床表现

（1）有肩部外伤、劳损或感受风寒湿邪的病史。

（2）肩部疼痛：初期常感肩部疼痛，疼痛可急性发作，多数呈慢性，常因天气变化和劳累后诱发。初期疼痛为阵发性，后期逐渐发展成持续性疼痛，并逐渐加重，昼轻夜重，夜不能寐。肩部受牵拉或碰撞后，可引起剧烈疼痛。疼痛可向颈部及肘部扩散。

（3）功能障碍：肩关节各方向活动功能明显受限。早期功能障碍多因疼痛所致，后期则因肩关节广泛粘连所致，尤以外展、内旋及后伸功能受限为甚。特别是当肩关节外展时，出现典型的"扛肩"现象。梳头、穿衣等动作均难以完成。严重时肘关节功能也受限，屈肘时手不能摸对侧肩部。日久，则可发生上臂肌群不同程度的失用性萎缩，使肩部一切活动均受限，此时，疼痛反而不明显。本病在肩关节周围可找到相应的压痛点。主要在肩内陵、秉风、肩贞、天宗、曲池等处，常有不同程度的压痛。X线检查：一般无异常改变。后期可出现骨质疏松，冈上肌腱钙化，大结节处有密度增高的阴影，关节间隙变窄或增宽等现象。

四、诊断与鉴别诊断

根据发病年龄及典型症状，一般不难做出诊断。肩关节X线检查一般无异常。本病应与以下疾病鉴别。

1. 冈上肌肌腱炎

疼痛多在肩外侧冈上肌肌腱止点处，局部压痛，且可触及肌腱增粗、变硬等。肩外展出现典型的疼痛弧是诊断本病的重要依据。

2. 肱二头肌长头腱鞘炎

疼痛部位局限在肩前肱骨结节间沟处，少数患者可触及条索状物。肩关节内旋试验及抗阻力试验阳性。

3. 肩峰下滑囊炎

疼痛部位在肩外侧深部，并向三角肌止点放射。活动受限以外展、外旋为主。

五、治疗

1. 中药熏蒸

（1）合理配置锅底底料（底料：80 ml醋+40 ml黄酒+10 kg水）。做到水不宜过少，防止锅干；水不宜过多，防止中药包打湿。

（2）方剂组成：穿山甲30 g、南星30 g、半夏30 g、茯苓50 g、防己50 g、龙骨100 g、牡蛎100 g、黄芪100 g。共研细末装入毛巾袋里，每袋50 g，放入蒸锅中蒸50分钟。

（3）中药蒸包：要求蒸包温度不低于60 ℃。

（4）中药熏蒸治疗：

①病人俯卧于床上，露出肩部，将蒸热的中药包竖敷于肩部，加盖塑料纸（塑料纸应大于中药包，防止弄脏病人的衣物）。

②熏包时要求中药包要热，不能烫伤皮肤（当温度高于60 ℃时将中药包上下抖动，以不烫手为宜）。

③敷包时间为40分钟，每10分钟更换1次。

2. 李氏正骨复位

操作方法：病人正坐在靠背椅上。医者站在患侧，一手握拿患侧前臂，使其患侧上臂按手法需要被动前屈、后伸、内收、外展或环转；另一手按肩部不同部位，施不同手法。

（1）肩周扽法

医者一手拇指按患侧肩胛骨喙突上，其余四指按肩胛冈上，使病人上臂前屈时摸喙突。上臂后伸、外展时触及短头和喙肱肌抵止端。上臂后伸、外展位再外旋，内旋拇指放在喙突上触知肱二头肌短头及喙肱肌腱抵止端的左右滑动感，判定短头的高隆、扭结、变硬、挛缩、粘连、纯厚、压痛等；然后再使上臂处后伸外展位，用分筋、理筋、镇定手法使其患处恢复常态。

（2）肩周理法

医者将病人上臂外展90°平肩，单拇指用左、右分筋法分别将肩峰下冈上肌抵止端复平、理顺，并且分拨肩峰下黏液囊。如触及冈上肌肌腱呈条索状，似钢丝样硬，多为劳损表现；如呈钝软的条索状则为急性损伤。正常时触到黏液囊，周界不清，囊状有弹性，但张力不大，无疼痛。病时黏液囊呈球状，边界清楚，张力很大，用拇指将黏液囊周围用力分拨，复平后再配合药物治疗，促进炎症消退，症状很快缓解。

（3）肩周按理法

患肢抱对侧肩，上肢与前胸贴着，才可使肩胛骨内缘翘起。顺肌纤维走行触摸提肩胛肌、大小菱肌、斜方肌、骶棘肌、肌腹或抵止端的损伤。

医者站在病人后侧方，先将上臂后部痛点，用双拇指触诊法按照冈下肌、小圆肌、大圆肌肌纤维的垂直方向上下分拨肌腹及抵止端之后，拇指尖的桡侧，紧压抵止端取镇定手法，再顺肌纤维方向将其舒平理顺。

医者在病人身后，首先顺肩胛内角的内上方，将提肩胛肌及副神经拨正，然后手掌鱼际部沿肩胛骨脊柱缘顺压两遍，或在肩胛骨内缘的中点和下点，用拇指分筋理筋手法（图5-26），分拨按压顺正肌筋。

（4）扳肩法

令患者端坐，两上肢自然垂直放松。医者站在患者一边，一手搭在患肩上，指头散开，轻轻按摩揉捏（图5-27），另一手握托肘弯。趁患者毫无防备时，一手突然按压住肩部，另一手握托肘部适当用力乘势向上抬托，可听到"咔嚓"一声，患者在短时间内疼痛异常，但约30 s后即可缓解，而且肩关节功能立即改善。

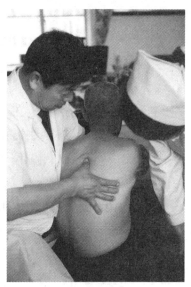

图5-26　肩部理筋法

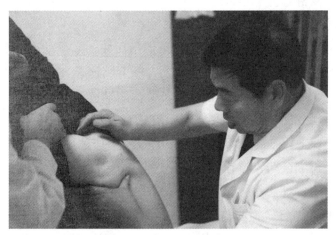

图5-27　肩周炎治疗手法

六、李氏手法正骨复位治疗肩周炎

近年来，对40例重症肩周炎患者，采用扳肩法进行治疗，收到良好效果。

1. 临床资料与方法

（1）一般资料。男性27例，女性13例。年龄35岁～63岁，病史1个月至3年。左肩为9例，右肩为31例，2例有肩部外伤史。本组病情较重，肩关节功能严重障碍，不能上举，外展小于30°。3年病史者有肩部肌肉萎缩。所有患者主诉患肩疼痛难忍，尤以夜间为甚。

（2）治疗方法。同上述扳肩法。

2．疗效观察与结果

10例经1次松解治疗治愈；7例经3次治疗疼痛消失，肩关节运动功能恢复正常；23例经7次治疗痊愈。

3．讨论

肩周炎的病理变化是关节囊、周围韧带、肌腱和滑囊的慢性退行性变，肩关节周围组织被广泛粘连，其临床症状为肩部和上肢疼痛，肩关节运动严重障碍和肌肉组织进行性失用性萎缩，还可因外伤受寒而使病情加重。肩关节粘连松解术要求肩臂肌肉松弛，完全无痛，臂丛麻醉效果完全，在无痛的情况下进行松解，松解时手法轻柔，用力缓慢，在正常的活动范围被动运动，防止肩关节脱位及骨折等并发症。本组病例均未发生上述并发症。患肩肌肉完全松弛，解除了粘连，从而改善了局部的血循环，增强抗炎能力，消除水肿，减少渗出，同时阻断疼痛刺激的传导，达到功能恢复的目的。

第二十一节 胸壁挫伤

胸壁由骨性胸廓和软组织所构成。当胸壁直接受到暴力撞击或挤压，未足以使肋骨骨折可造成胸壁软组织挫伤，引起局部剧烈的疼痛，尤其在咳嗽或深呼吸时加重。

一、解剖生理

胸壁软组织包括胸壁固有肌、肋间神经、血管、淋巴等组织。此外，在胸壁前后还有作用于肩关节及肩胛骨的肌肉。

肋间外肌走行方向，是从后上方至前下方斜行，均附于两相邻的肋骨边缘上，由肋骨和肋软骨的结合部向前方达胸骨侧缘的部分，无肋间外肌而被肋间外韧带所代替。肋间内肌纤维束恰与肋间外肌方向相反，由后下方向前上方斜行，由肋骨角向后方的部分由肋间内韧带所代替。

胸横肌是在胸骨体下部及剑突的内面两侧起始的几个小肌束，是腹横肌退化的遗迹。肋间神经、血管在胸后壁同位于肋骨下沟内，至胸前壁神经，血管分开，分别行于肋骨上、下缘。

二、临床表现

（1）胸壁受击处明显疼痛、肿胀，尤其深呼吸时最剧，并且迁延许久，疼痛不见明显缓解。

（2）局部明显触压痛。

（3）双拇指触诊患处，可触及肋骨膜钝厚或有线状剥离，压痛明显。肋间隙肌肉紧、韧，有时能触及一滚动的条索样物，为肋间肌肌纤维剥离。

三、治疗

1. 中药熏蒸

（1）合理配置锅底底料（底料：80 ml醋+40 ml黄酒+10 kg水）。做到水不宜过少，防止锅干；水不宜过多，防止中药包打湿。

（2）方剂组成：生地30 g、连翘30 g、桔梗30 g、枳壳30 g、赤芍30 g、山栀子30 g、黄芩30 g、瓜蒌30 g，羌活30 g、独活30 g、苏木10 g、木香30 g、甘草30 g。共研细末装入毛巾袋里，每袋50 g，放置在蒸锅中蒸50分钟。

（3）中药蒸包：要求蒸包温度不低于60 ℃。

（4）中药熏蒸治疗：

①病人仰卧于床上，将蒸热的中药包敷于胸部，加盖塑料纸（塑料纸应大于中药包，防止弄脏病人的衣物）。

②熏包时要求中药包要热，不能烫伤皮肤（当温度高于60 ℃时将中药包上下抖动，以不烫手为宜）。

③敷包时间为40分钟，每10分钟更换1次。

2. 李氏手法正骨复位

操作方法：

（1）病人正坐方凳上。

（2）医者坐在病人伤侧，一手将病人患侧上肢拉起，展胸（或助手协助）；另一手（或双拇指）顺肋间肌走行方向舒顺肋骨膜和筋、韧之肌纤维，将剥离和成束高起的肌纤维复平（图5-28），之后再顺肋间隙顺压两遍即可，晚上睡觉时勿压患侧。

【典型病例】

病例1：冯某，女，35岁，农民，干活时不慎跌倒，即感左胸壁疼痛，呼吸时加重1周。

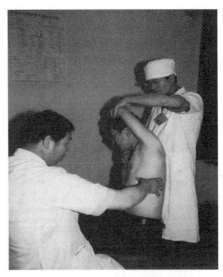

图5-28　胸壁损伤治疗手法

体征：左前胸第9肋缘下可触及一滚动的条索样物，压痛明显，左上臂抗举，挺胸受限。

诊断：胸壁软组织挫伤。

治疗：常规体位，施分筋理筋、镇定手法当即疼痛减轻。

病例2：男性，26岁。胸部被车把碰伤已3天，胸骨部压痛明显，但无固定痛点。

体征：无骨折现象，局部无肿胀，咳嗽呼吸时疼痛加重，别无不适。

诊断：胸壁软组织挫伤。

治疗：经常规手法治疗后，疼痛立即减轻，咳嗽呼吸时不再疼痛。

第二十二节　冈上肌损伤

冈上肌肌腱炎系由局部外伤、劳损或感受风寒湿邪，使局部产生无菌性炎症，从而引起局部疼痛及活动受限，称为冈上肌肌腱炎。本病又名冈上肌腱综合征、外展综合征，好发于中年以上的体力劳动者、伏案写作者、电脑操作者、家庭妇女和运动员。

一、解剖生理

冈上肌为长三角形双羽状肌，位于斜方肌深面、肩胛骨冈上窝内。冈上肌起于冈上窝骨面及冈上筋膜内面，肌纤维向外行，经肩峰和喙肩韧带的深面，后移行为扁腱，紧密附着于肩关节囊的上部，参与肩袖的构成，最后止于肱骨大结节上部。肌腱的上方隔肩峰下滑囊与喙肩韧带相贴。肩峰下滑囊对冈上肌肌腱起着很好的保护作用。

肩关节外展运动是肩关节运动的主要形式之一，冈上肌是肩关节外展运动的重要肌肉，活动频繁，又是肩部肌肉收缩力量的交叉点，因此是比较容易损伤的肌肉。

冈上肌的血供主要由肩胛上动脉供应。肩胛上动脉越过肩胛横韧带，入冈上窝，贴冈上窝的骨面走行，发出分支支配冈上肌。冈上肌受肩胛上神经支配。肩胛上神经由臂丛的上干分出，经肩胛横韧带深面，肩胛切迹内入冈上窝，后又绕肩胛颈入冈下窝。

二、病因病机

1. 损伤与劳损

冈上肌肌腱在喙肩韧带及肩峰下滑囊下面，肩关节囊上面的狭小间隙通过。肌腱与关节囊紧密相连，增加了关节囊的稳定性，但也影响了冈上肌的活动。当上臂外展60°～120°时，肩峰与肱骨大结节之间的间隙最小，冈上肌在其间受肩峰与大结节的挤压磨损，因此，频繁的肩部运动势必造成该肌腱的损伤或劳损，从而继发创伤性炎症。

2. 退行性改变

随着年龄的增长，肌腱本身也可发生退行性改变，当冈上肌肌腱损伤后，可进一步促使冈上肌肌腱的退行性变化。冈上肌肌腱炎后，肌腱很容易产生钙化，使肌腱变得很脆弱，在跌倒或肌肉突然收缩时，可引起肌腱完全或不完全性断裂。

中医认为，中年以后，由于气血渐衰，易使冈上肌失去濡养而发生劳损，加上肩关节的频繁活动及感受风寒湿邪等，易使冈上肌肌腱产生损伤。

三、临床表现

（1）有急、慢性损伤史或劳损史，一般起病缓慢。

（2）肩部外侧疼痛，并扩散到三角肌附着点附近。有时疼痛可向上放射至颈部，向下放射至肘部及前臂。

（3）活动受限：肩关节外展活动受限，尤以肩关节外展60°～120°时受限明显，当小于或大于这一范围及肩关节其他活动时不受限制。肌腱损伤常位于冈上肌肌腱的止点，即肱骨大结节之顶部和肩峰下滑囊区、三角肌的止端；同时可触及该肌腱增粗、变硬等。患肢肩外展60°～120°时疼痛加剧，这是由于肩外展60°～120°范围时，肱骨大结节与肩峰之间的间隙减小，冈上肌抵止部在其间受肩峰与肱骨大结节的挤压所致。

四、诊断与鉴别诊断

根据典型临床特征及相关检查，一般不难明确诊断。本病应与以下疾病鉴别。

1．冈上肌肌腱钙化

本病与单纯性冈上肌肌腱炎相类似，主要区别是冈上肌肌腱钙化，X线片上可见到钙化阴影。

2．肩关节周围粘连症

本病主要表现为肩关节各方活动均受到限制，而冈上肌肌腱炎只是外展活动受限，即所谓的疼痛弧。

五、治疗

1．中药熏蒸

（1）合理配置锅底底料（底料：80 ml醋+40 ml黄酒+10 kg水）。做到水不宜过少，防止锅干；水不宜过多，防止中药包打湿。

（2）方剂组成：当归50 g、威灵仙50 g、蔓荆子50 g、莪术50 g、桃仁30 g、五灵脂30 g、黄芪50 g，牛膝30 g、水蛭30 g。共研细末装入毛巾袋里，每袋50 g，放置在蒸锅中蒸50分钟。

（3）中药蒸包：要求蒸包温度不低于60℃。

（4）中药熏蒸治疗：

①病人俯卧于床上，露出颈部及肩胛，将蒸热的中药包横敷于肩部，加盖塑料纸（塑料纸应大于中药包，防止弄脏病人的衣物）。

②熏包时要求中药包要热，不能烫伤皮肤（当温度高于60℃时将中药包上下抖动，以不烫手为宜）。

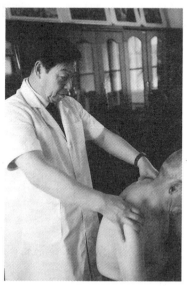

③敷包时间为40分钟，每10分钟更换1次。

2. 李氏手法正骨复位

操作方法：患者坐位，医者站于患侧，先用柔和的扳法施术于肩外及肩后部，同时配合肩关节的外展、内收及内旋活动；然后揉法患肩及上臂，以达舒筋通络、活血散瘀的目的。用分筋法分别将肩峰下冈上肌抵止端复平理顺，并且分拨肩峰下黏液囊，按压弹拨、分理（图5-29）。

图5-29　冈上肌损伤治疗手法

六、李氏手法正骨复位治疗冈上肌损伤

冈上肌损伤是肩部中医骨伤中的常见病、多发病，但临床上的报告不多，现将368例报告如下。

1. 一般资料

本书收集1990年以来诊治的冈上肌损伤368例，其诊断标准为：自觉肩部、上背部疼痛，严重者肩部僵硬；肩关节活动功能障碍，不能肩臂上举、外展、后伸及环转功能受限；冈上肌肌腱触及钝厚，有压痛。

在368例中，男240例，占65%，女128例，占35%，年龄28岁～61岁，平均44.5岁，其中肩部、上背部疼痛患者占123例，占33.4%，肩关节活动功能障碍167例，占45%，肩痛合并头痛者78例，占21%，患病时间1周至8年。

2. 治疗方法

对368例患者均采取李氏手法正骨复位治疗，在复位前医者将病人上臂外展90°平肩，单拇指用左、右分筋法分别将肩峰下冈上肌抵止端复平、理顺。并且分拨肩峰下黏液囊，如果触及冈上肌肌腱呈条索状用双拇指触诊法，按冈上肌、冈下肌、小圆肌，取与肌腱平行的方向左右按序弹拨、分离，将黏液囊周围用力分拨，再顺纤维方向将其舒平理顺。

3. 结果

治愈：将其高隆肌腱复平舒顺，临床症状消失、好转，肩背部疼痛基本消失，肩关节活动接近正常。本组368例中治愈332例，好转20例，无效16例，总有效率为95.65%，对治愈的332例经追踪观察2年，有49例因劳累过度而复发。在治疗的352例中最短5天，最长14天，平均9.5天。

4. 讨论

冈上肌肌腱是整个肌腱袖的重要组成部分，在长期或不协调的肩外展劳动及肌肉、肌腱长期反复或突然受到外力的牵拉、扭转、磨损、缺血、寒冷侵袭以及肌肉伸缩动作失调等，致解剖位置的微细变化，造成无菌性炎症及组织学改变的变化。采用中西医结合治疗冈上肌损伤的优点是病人受痛苦小，见效快，疗效显著，方法简单。复发的原因可能是患病时间长，囊壁纤维变严重，形成粘连；合并原发性颈部疾病的肩痛；合并肩关节疾病；治疗中断或治疗不彻底而复发。

第二十三节　肱二头肌损伤

本病系因急、慢性损伤，致肱二头肌短头腱及喙肱肌局部的无菌性炎症、充血、水肿及粘连等，从而引起局部疼痛及功能障碍的一种病症。若不及时治疗，可诱发肩关节粘连。本病为临床常见疾病之一，治疗具有较好的效果。

一、解剖生理

肱二头肌短头起于肩胛骨的喙突,与喙肱肌并行,肱二头肌短头靠外,向下与肱二头肌长头在上臂的下部合并成一个肌腹,经过肘关节前方,大部分止于桡骨粗隆,内侧部分移行于前臂深筋膜,称二头肌腱膜。它们的主要作用是屈肘和屈肩关节,短头还有使上肢内收及前臂的旋后作用。当肩关节外展和后伸时,肱二头肌短头被拉紧,易与大小结节摩擦而发生损伤。

二、病因病机

1. 外伤性

人体在劳动或锻炼过程中,肘关节处于屈曲位,肱二头肌则处于紧张状态,当外力将屈曲的上肢过度外展或后伸时,肱二头肌短头附着于喙突部即可能发生撕裂伤,伤后局部出现充血、水肿等病理变化。这种变化可以使肱二头肌短头与其并行的喙肱肌之间发生粘连等无菌性炎症,从而产生疼痛及功能受限。

2. 内损性

人到中年,肌腱可发生退行性改变,在此基础上,更易受伤,或复感风寒湿邪,血行受阻,则拘谨挛急,发为本病。如不及时治疗,日久可诱发冻结肩。

三、临床表现

(1)有肩部损伤和劳损史。

(2)局部疼痛:肩前内侧喙突部有明显疼痛,疼痛可因受寒或肱二头肌的收缩等加重。

(3)活动受限:肩关节前屈、外展、外旋及后伸等活动受限,且疼痛加重。病程长者可并发肩关节粘连。

(4)肩关节前内侧喙突部有明显压痛,并可触及痉挛、肿胀的肱二头肌短头。肘关节屈曲,做肱二头肌短头抗阻力试验时,喙突部出现疼痛加剧。肩关节外展、外旋及后伸位时疼痛加剧。

四、诊断与鉴别诊断

本病的主要临床特点是疼痛部位在喙突部，活动受限以肩关节前屈、外展、外旋、后伸为主。结合相关检查，一般不难做出诊断。本病应与以下病症鉴别。

1. 肱二头肌长头腱鞘炎

疼痛、压痛部位在肱骨结节间沟，叶加森氏试验阳性。

2. 冈上肌肌腱炎

疼痛在肩外侧，可放射至三角肌止点，肩外展在60°～120°时痛剧，当低于或超过此范围时，则无明显疼痛。

五、治疗

1. 中药熏蒸

（1）合理配置锅底底料（底料：80 ml醋+40 ml黄酒+10 kg水）。做到水不宜过少，防止锅干；水不宜过多，防止中药包打湿。

（2）方剂组成：生大黄50 g、三棱30 g、黄芩50 g、木香50 g、白芷50 g、桂枝50 g、川芎50 g、羌活30 g、独活30 g、元胡50 g。共研细末装入毛巾袋里，每袋50 g，放置在蒸锅中蒸50分钟。

（3）中药蒸包：要求蒸包温度不低于60 ℃。

（4）中药熏蒸治疗：

①病人俯卧于床上，露出上臂，将蒸热的中药包竖敷于上臂，加盖塑料纸（塑料纸应大于中药包，防止弄脏病人的衣物）。

②熏包时要求中药包要热，不能烫伤皮肤（当温度高于60 ℃时将中药包上下抖动，以不烫手为宜）。

③敷包时间为40分钟，每10分钟更

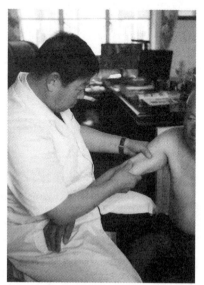

图5-30　肱二头肌复位手法

换1次。

2. 李氏手法正骨复位

操作方法:

（1）患者坐位,医者坐于患侧,一手托起患肢上臂,使肩关节处于外层位;另一手用拿揉法施术于肩周及上臂,然后治疗重点移至上臂的前内侧至喙突部,使肩部肌肉放松（图5-30）。

（2）医者用柔和的拿揉法沿肱二头肌短头方向施术;然后用轻柔的弹拨法作用于肩前压痛点。

第二十四节　棘上和棘间韧带损伤

棘上和棘间韧带损伤是指在弯腰时突然遭受外力或负重,腰肌突然失力而引起的急、慢性损伤,从而导致腰背疼痛和活动功能障碍的一种病症。本病好发于青壮年体力劳动者,男性多于女性。

所有的韧带都是由致密的胶原结缔组织构成,将相邻的骨性结构联结于一起。韧带具有柔韧性,可以曲折,有利于关节的活动,此外韧带尚可耐受强大的拉力,但不能像肌纤维那样伸长,因此韧带在急剧牵拉时,容易被撕裂。棘上和棘间韧带在弯腰时,位于腰背弧的最外层和正中线,应力最大,容易损伤。据临床统计,棘上和棘间韧带损伤占中医骨伤所致腰背痛患者的18%。因而本病是导致腰背痛的常见疾病之一。

一、解剖生理

棘上韧带是一条连接棘突的坚强韧带,呈连续的细索状突起。上端起于第7颈椎棘突,下端止于正中嵴,为纵行的胶原纤维组成。棘上韧带可分为三层,深层纤维与棘突骨质密切相连,中层纤维连接2～3个棘突,浅层纤维越过了3～4个棘突,并与皮下相连。腰椎的棘上韧带较发达,与中线相接而附着于棘突末端的后方及两侧,能控制脊柱过度前屈。棘间韧带联结于相邻两棘突之间,较薄弱而无力,不如棘上韧带坚强,主要是由致密排列的胶原纤维构成，夹以少数弹性纤维。棘间韧带向下附着于椎弓板之上缘及棘突根部，朝上后附着于上一椎骨的棘突，向前与黄韧带合并，后方移行于棘上韧带。棘间韧带的纤维分三层排列，中层由后上斜向前下，两侧浅层纤维则由前上向后下。三层纤维呈交叉状排列，虽可防止腰前屈时椎骨前移和后伸时椎骨后移，但本身却要受到挤压、牵拉和磨损，以致在30岁以后即开始发生退行性变化，成为棘间韧带易遭受损伤的病理解剖基础。

二、病因病机

1. 急性损伤

棘上和棘间韧带在正常情况下受骶棘肌保护，但在弯腰搬运重物时，骶棘肌处于相对松弛状态，臀部及大腿后部肌肉收缩，以腰椎为杠杆将重物提起，其支点在腰骶部，所以力量全落在韧带上，极易造成棘上韧带撕裂伤；或由于弯腰劳动时，突然受外力打击，迫使腰前屈，引起棘上韧带的撕裂。

2. 慢性劳损

由于长期从事弯腰劳动，其维持弯腰姿势的应力主要由棘上和棘间韧带负担，韧带经常受到牵拉而超出其弹性限度被拉松，逐渐发生水肿、炎症和粘连，刺激腰脊神经后支而引起慢性腰痛，或因韧带纤维发生退变时弹力减弱，这时如弯腰负重，常易发生部分纤维的损伤和劳损。腰椎间盘突出症常合并棘上韧带损伤。

三、临床表现

1. 棘上韧带损伤

（1）有弯腰劳动突然受重力牵拉或弯腰负重史。

（2）脊柱中线部位疼痛，轻者酸痛，重者可呈断裂样、针刺样或刀割样疼痛。痛点常固定在1个至2个棘突，弯腰时疼痛加重，可向棘旁甚至臀部扩散。

（3）腰肌张力增高，不能弯腰，弯腰时间稍长，不但出现疼痛，而且无力，腰部有不能挺起之感。

2. 棘间韧带损伤

往往与棘上韧带合并损伤，疼痛位置主要在棘突之间，单独损伤多在腰4-腰5及腰棘上，韧带撕裂是常见病、多发病之一。病后活动受限，起卧困难，板腰，强迫体位，常造成极大痛苦。若得不到及时恰当地治疗，常拖成慢性韧带劳损，每当重体力劳动即感腰部酸痛不适，甚至不能胜任繁重劳动。

3. 主要症状体征

（1）多因弯腰劳动、搬取重物或不慎转身，突然发病，也有久病未愈，慢性劳损，可以无明显的外伤史。

（2）腰部呈断裂样、针刺样、刀割样疼痛或酸痛，不能弯腰，坐卧困难，偶伴下肢酸痛。

（3）双拇指触诊检查，可将其分为急性和慢性两种。

四、诊断

（1）急性损伤常在弯腰负重时伸腰后突然发病，慢性损伤者有长期弯腰劳损史。

（2）多发于中年以上患者，以下腰段损伤多见。

（3）腰部疼痛，活动受限，弯腰或劳累后症状加重，腰部局限性压痛，压痛点常固定在1个至2个棘突上，或伴有下肢放射性疼痛。

五、治疗

1. 中药熏蒸

（1）合理配置锅底底料（底料：80 ml醋+40 ml黄酒+10 kg水）。做到水不宜过少，防止锅干；水不宜过多，防止中药包打湿。

（2）方剂组成：川乌100 g、草乌100 g、半夏100 g、南星50 g、荜拨50 g，木香50 g、红花50 g、黄芪100 g。共研细末装入备好的毛巾袋里，每袋50 g，放置在蒸锅中蒸50分钟。

（3）中药蒸包：要求蒸包温度不低于60℃。

（4）中药熏蒸治疗：

①病人俯卧于床上，露出背部，将蒸热的中药包竖敷于背部，加盖

塑料纸（塑料纸应大于中药包，防止弄脏病人的衣物）。

②熏包时要求中药包要热，不能烫伤皮肤（当温度高于60℃时将中药包上下抖动，以不烫手为宜）。

③敷包时间为40分钟，每10分钟更换1次。

2. 李氏手法正骨复位

操作方法：病人站立或端坐方凳上。医者坐在病人身后，用双拇指触诊法触摸棘突，找到棘上韧带剥离处，然后嘱病人稍向前弯腰。医者一手拇指按于剥离的棘上韧带上端，向上推按牵引；另一手拇指左右拨动已剥离的韧带，找准剥离面，然后顺脊柱纵轴方向顺压于原位，之后医者再用其拇指沿脊柱纵轴方向从上而下顺滑按压使其贴妥（图5-31）。嘱病人避免腰部旋转活动，暂不做身体后仰动作。

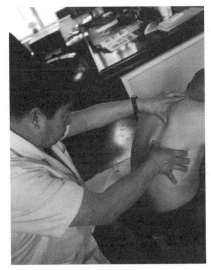

图5-31　棘上韧带拨法

【典型病例】

孔某，女，33岁，干部，患者在家劳动时突感下腰部针刺样剧痛，随后呈强迫体位，腰不能随意活动，次日前来就诊。

体征：下腰棘上韧带有一纵行条索状剥离，触之钝厚，压痛明显，X线片无异常。

诊断：急性棘上韧带损伤。

治疗：经常规手法治疗后患者即感腰部舒服，能自行坐起，并步行走出室外。

第二十五节　臀上皮神经损伤

臀上皮神经损伤，在腰臀部中医骨伤中占有重要位置。它是以腰部痛为主，并向下肢放射，是腰部常见病和多发病。经施手法治疗，能收到满意疗效。

一、解剖生理

腰神经的后支分布于腰骶部的骨、关节、韧带、肌肉和皮肤。臀上皮神经为1至3腰神经后支的外侧支发出，在髂嵴上方穿过背肌而布于臀部皮肤。劳动时，尤其是身体左、右旋转时，易使此神经在髂嵴下方一段在走行中损伤，发生微细解剖位置的变化，偏离原位而成"筋出槽"。

臀上皮神经离位后，走在"槽"外，使神经本身及周围软组织造成无菌性炎症、充血、肿胀，慢性者可使神经变粗、变大，触之钝厚。臀上皮神经的变性和再生为主要病理改变，再生表现为纤维化，结缔组织增生，整个神经干变粗。弯腰和端坐时背部皮肤紧张，局部张力增大，加重了对臀上皮神经的刺激，尤其在急性损伤离位后可产生较剧烈的急性腰臀部疼痛；另外，由于移位创伤及炎症刺激通过脊神经后支传入中枢造成反射性下肢疼痛，病人常感腰部和患侧下肢窜痛，部位较深，区域模糊。

臀上皮神经损伤病人，多数髂嵴发育有缺陷，站立或端坐时髂嵴高耸、外翻，髂嵴下方内凹明显。

二、临床表现

绝大部分病人有腰臀部"闪""扭"史，一侧腰臀部疼痛，呈刺痛、酸痛或撕裂样疼痛，急性期疼痛均较剧烈，可有下肢牵扯样痛，但多不过膝。弯腰受限，起坐困难，由端坐位改直立位时，感觉腰部"用不上力"，多不能直接站起或坐下，需人搀扶或双手扶持其他支撑物方可站起。

三、诊断

（1）有外伤病史确定。

（2）依据病史、症状及局部体征确定。

（3）检查。在髂嵴中点直下3～4 cm组织内可触及一滚动、高起的

"绳束样"物，触压时病人感到痛、麻、胀难忍。急性期，仔细触摸时可找到该物原位之沟痕，其周围组织显松软、钝厚，示局部肿胀。慢性损伤者该部位也可触到一"绳索样"物，但较粗、厚，活动幅度大，压痛及胀麻现象较轻，多数不易触清原位之沟痕。臀上皮神经损伤对侧下肢直腿抬高试验受限，但无神经根性体征。

四、治疗

1. 中药熏蒸

（1）合理配置锅底底料（底料：80 ml醋+40 ml黄酒+10 kg水）。做到水不宜过少，防止锅干；水不宜过多，防止中药包打湿。

（2）方剂组成：川芎30 g、木香30 g、木瓜50 g、川断50 g、五加皮50 g、鸡血藤50 g、钻地风20 g、羌活50 g、独活50 g、桑枝50 g、肉桂10 g、威灵仙30 g。共研细末装入毛巾袋里，每袋50 g，放置在蒸锅中蒸50分钟。

（3）中药蒸包：要求蒸包温度不低于60℃。

（4）中药熏蒸治疗：

①病人俯卧于床上，露出腰臀部，将蒸热的中药包横敷于腰臀部，加盖塑料纸（塑料纸应大于中药包，防止弄脏病人的衣物）。

②熏包时要求中药包要热，不能烫伤皮肤（当温度高于60℃时将中药包上下抖动，以不烫手为宜）。

③敷包时间为40分钟，每10分钟更换1次。

2. 李氏手法正骨复位

操作方法：病人端坐于方凳上，两脚分开与肩等宽，两手扶膝上，医者正坐于病人之后，用双拇指触诊法按到异常滚动或高起的"绳索样"物后，再触清原位的沟、痕。一拇指将其向上牵引；另一拇指使之按于原位，再顺向按压（图5-32）。双拇指触诊已平复，手法即毕。

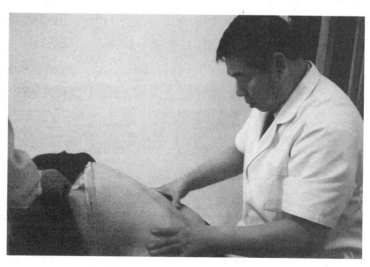

图5-32　臀上皮神经复位手法

五、李氏手法正骨复位治疗臀上皮神经损伤

臀上皮神经损伤，在腰臀部中医骨伤中占有重要位置，发病率较高，但在临床上的报告并不多，现将本人采用李氏手法正骨复位疗法治疗臀上皮神经损伤336例，报告如下。

1. 一般资料

本书收集1990年以来诊治的臀上皮神经336例，其诊断标准：患者有腰臀部"闪""扭"史，一侧腰臀部疼痛，呈刺痛、酸痛或撕裂样疼痛，弯腰受限，起坐困难；双拇指触诊检查，在髂嵴中点直下3～4 cm处的软组织内，可触及一滚动、高起的"绳束样"物，触压时病人感到痛、麻、胀难忍；臀上皮神经损伤对侧下肢直腿抬高试验受限，但无神经根性体征。

在治疗的336例中，男性201例，占59.82%，女性135例，占40.17%，年龄最大63岁，最小6岁，平均34.5岁，病程最长3年，最短1天；所有诊治的病例均符合臀上皮神经损伤的诊断。腰臀部疼痛并腰部前屈受限102例，占30.35%；腰臀部疼痛并腰部后伸受限94例，占27.97%，腰臀部疼痛触压时有酸、麻、胀者140例，占41.67%，部分病人经双拇指触诊于髂嵴中点下可触及滚动的"绳束样"物。

2. 治疗方法

李氏手法正骨复位法：病人端坐于方凳上，两脚分开与肩等宽，两手扶膝上，医者正坐于病人之后，用双拇指触诊法按到异常滚动或高起的"绳束样"物后，再触清原位的沟、痕。一拇指将其向上牵引；另一拇指使之按于原位，再顺向按压。双拇指触诊已平复，手法完毕。

3. 结果

治愈：经治疗后腰臀部酸、麻、胀痛消失，使"绳束样"物平复、归位；本组336例中治愈312例，好转19例，无效5例，总有效率为98.51%；对治疗的331例经追踪观察2年，有34例复发；在治疗的336例中发病时间最短1天，最长3年。臀上皮神经为1至3腰神经后支的外侧支出发，在髂嵴上方穿过背肌而布于臀部皮肤；劳动时，尤其是身体左、右旋转时，易使神经在髂嵴下方一段在走行中损伤，发生微细解剖位置的变化，偏高原位而成"筋出槽"。臀上皮神经离位后，在槽外，使神经本身及周围软组织造成无菌性炎症、充血、肿胀，慢性者可使神经变粗、变大，触之纯厚。采用手法治疗的最大优点是病人痛苦小，疗效显著，方法简便。复发的原因可能是臀上皮神经损伤病人髂嵴发育缺陷，站立或端坐时髂嵴高耸、外翻，髂嵴下方内凹明显；根据力学道理，前弯腰或身体左、右旋转时有一分力促使臀上皮神经与其下剥离，不利于平复。所以，治愈后在某种外力作用下常易复发。

第二十六节　梨状肌损伤

梨状肌损伤为临床常见疾病之一，又称梨状肌综合征或梨状肌孔狭窄综合征，是由于间接外力如闪、扭、下蹲、跨越等使梨状肌受到牵拉而造成撕裂，引起局部充血、水肿、痉挛而刺激或压迫坐骨神经，产生局部疼痛和功能障碍等一系列综合征。

一、解剖生理

梨状肌位于臀部中层，起自第2-第4骶椎前面的骶前孔外侧，肌纤维向外下方穿过坐骨大孔出骨盆至臀部，形成狭窄的肌腱抵止于股骨大粗隆顶部。梨状肌把坐骨大孔分成两部分，即梨状肌上、下孔，在梨状肌上方有臀上神经和臀上动、静脉通过；在梨状肌下方有坐骨神经、股后皮神经、臀下神经、阴部神经及臀下动、静脉通过。梨状肌为髋关节外旋肌，受骶丛神经支配，其功能是使髋关节外展、外旋。

二、病因病机

（1）梨状肌损伤多由间接外力所致，如闪扭、跨越、下蹲等，尤其在负重时，髋关节过度外展、外旋或下蹲，猛然直立用力，使梨状肌拉长，肌肉产生保护性痉挛，突然收缩，使梨状肌因牵拉而致损伤，局部充血、水肿，引起无菌性炎症，从而刺激或压迫周围的神经、血管而产生症状。

（2）在解剖学上，坐骨神经紧贴梨状肌下缘穿出为正常型。梨状肌变异是指坐骨神经和梨状肌的解剖位置发生改变。梨状肌变异有两种类型：一类是坐骨神经从梨状肌肌腹中穿出；另一类是指坐骨神经高位分支，即坐骨神经在梨状肌处就分为腓总神经和胫神经，腓总神经从梨状肌肌腹中穿出，胫神经在梨状肌下穿出。在临床上梨状肌综合征好发于上述变异，显然和这一解剖结构上的异常情况有密切关系。一旦梨状肌因损伤或受风寒湿邪，即可使梨状肌痉挛收缩，导致梨状肌营养障碍，出现弥漫性水肿、炎症而使梨状肌肌腹钝厚、松软、弹性下降等，使梨状肌上、下孔变狭，从而刺激或压迫坐骨神经、血管等出现一系列临床症状。

（3）临床遇到急性梨状肌损伤病人，表现出严重的真性坐骨神经痛的症状。使病人俯卧位，在臀部按梨状肌表面投影隔皮肤、皮下组织和臀大肌用拇指腹触摸到梨状肌某些肌束局限性、条索样隆起，指触钝、厚，压痛十分明显。梨状肌肌腹弥漫性钝厚，压痛明显，肌肉松软，弹性和韧性下降。检查时多可发现患侧臀部肌肉萎缩，触摸梨状肌时感到臀部有空虚感，梨状肌弥漫性钝厚，临床常遇到臀部困痛，同时伴有小腿外侧的疼痛和麻木，偶尔表现出腓总神经麻痹的体征；但无腰椎间盘突出的腰部体征，临床易混淆，常不能确诊，经按上法检查梨状肌多有损伤。对梨状肌进行手法和配合药物治疗，症状、体征可减轻或消失。

三、临床表现

（1）大部分患者有外伤史，如闪、扭、跨越、负重下蹲，部分患者有受凉史。

（2）臀部深层疼痛，疼痛可呈牵拉样、刀割样或蹦跳样疼痛，且有紧缩感，疼痛逐渐沿坐骨神经分布区域出现下肢放射痛。偶有小腿外侧麻木，会阴部下坠不适。

（3）活动受限。患侧下肢不能伸直，自觉下肢短缩，步履跛行，或呈鸭步移行。髋关节外展、外旋活动受限。

（4）压痛。沿梨状肌体表投影区有明显压痛，有时压痛点可扩散到坐骨神经分布区域。

（5）肌痉挛。在梨状肌处可触及条索样改变或弥漫性肿胀的肌束隆起。日久可出现臀部肌肉萎缩、松软。

（6）患侧下肢直腿抬高试验。在60°以前疼痛明显，当超过60°时，疼痛反而减轻。

（7）梨状肌紧张试验阳性。

（8）腰椎间盘突出症患者多数并发。

四、诊断

本病根据病史、症状及相关检查，不难明确诊断。

五、治疗

1. 中药熏蒸

（1）合理配置锅底底料（底料：80 ml醋+40 ml黄酒+10 kg水）。做到水不宜过少，防止锅干；水不宜过多，防止中药包打湿。

（2）方剂组成：木通50 g、木香50 g、远志50 g、川断50 g、甘草10 g、巴戟30 g、苍术30 g、肉桂30 g、天麻20 g、木瓜30 g、狗脊30 g、羌活30 g、独活30 g、红花30 g、桃仁30 g。共研细末装入毛巾袋里，每袋50 g，放置在蒸锅中蒸50分钟。

（3）中药蒸包：要求蒸包温度不低于60℃。

（4）中药熏蒸治疗：

①病人俯卧于床上，露出腰臀部，将蒸热的中药包竖敷于腰臀部，加盖塑料纸（塑料纸应大于中药包，防止弄脏病人的衣物）。

②熏包时要求中药包要热，不能烫伤皮肤（当温度高于60℃时将中药包上下抖动，以不烫手为宜）。

③敷包时间为40分钟，每10分钟更换1次。

2．李氏手法正骨复位

操作方法：病人俯卧位，两下肢贴床、外展、外旋，两上肢后伸，肌肉放松。医者顺患侧梨状肌表面投影，一手拇指按压触摸梨状肌肌腹情况，其拇指拨动方向与梨状肌纤维方向垂直。拇指首先深压皮肤，通过皮肤、皮下组织和臀大肌来觉察梨状肌肌腹情况，必要时拇指将指下皮肤、皮下组织和臀大肌一起拨动，间接体会梨状肌损伤情况，可触及束状的梨状肌纤维隆起，或弥漫性梨状肌肿胀，压痛十分明显；另一手拇指将其按压于原位或松解、舒顺肌纤维，指下已感到肌束平复，用单拇指腹深压该病变部位不动，取镇定手法，可解痉、镇痛。

慢性梨状肌损伤，指触梨状肌成束状，变硬、坚韧，弹性减低者施理筋分筋和弹拨手法，使变硬肌束松解，粘连分离，恢复原舒缩机能。

【典型病例】

李某，女，31岁，干部，因在家拖地时被地砖滑倒，致臀部着地，即感臀部及下肢剧痛，行动困难1天。

体征：直腿抬高试验，左0°，右60°，按梨状肌表面投影可触及梨状肌隆起的条索，钝厚且有明显压痛，X线片无异常。

诊断：左梨状肌损伤。

治疗：经施手法分筋、理筋、镇定后，当即可起床并翻身活动。

第二十七节　髌下脂肪垫劳损

髌下脂肪垫劳损又称髌下脂肪垫损伤、脂肪垫肥厚及脂肪垫炎。一般认为损伤或劳损是引起本病的主要原因，也可由关节内其他疾病继发引起。多发生于运动员及膝关节运动较多之人，如经常爬山、下蹲或步行者。

一、解剖生理

髌下脂肪垫位于髌骨下方，是髌韧带后方及两侧与关节囊之间的脂肪组织，呈三角形，充填于膝关节前部间隙，有增加膝关节稳定性和减少摩擦的作用。

二、病因病机

本病多是由于膝关节的极度过伸或直接遭受外力的撞击，使髌下脂肪垫受到挤压，引起局部充血、水肿等无菌性炎性改变；或由于膝部其他疾病的炎性刺激、渗出而引起脂肪垫炎症。如病史较长者则脂肪垫肥厚，并与髌韧带发生粘连，从而影响膝关节的伸屈活动。

三、临床表现

患者站立或运动时膝关节过伸则发生疼痛无力，髌韧带及其两膝眼部位肿胀、膨隆，有压痛。晚期病人，脂肪垫肥厚并与髌韧带粘连，可影响膝关节的活动。X线片可排除膝部骨性病变。

检查：关节前髌韧带两侧有轻度肿胀、压痛。脂肪垫挤压试验阳性，膝关节过伸试验阳性，X线检查可排除膝部骨性病。

四、诊断与鉴别诊断

根据病史、症状、体征及相关检查，不难确诊。一般应与下列疾病鉴别。

1. 髌腱周围炎

多由于外伤或劳损引起，髌腱周围疼痛，膝关节伸屈活动时加重，局部有压痛，有时可触及捻发感。伸膝抗阻时疼痛加重。

2. 髌下滑囊炎

髌腱周围组织胀痛，稍活动后则减轻，较大的囊肿可挤压两侧脂肪垫而出现明显的隆起，局部压痛，触压肿胀处可有囊性感，并向髌韧带两侧移动。

3. 髌骨软化症

患者膝部疼痛，上、下台阶时加重，有时有打软腿现象，压痛点位于髌骨两侧，屈伸膝关节时可触及粗糙的摩擦感，髌骨研磨试验阳性。

五、治疗

1. 中药熏蒸

（1）合理配置锅底底料（底料：80 ml醋+40 ml黄酒+10 kg水）。做到水不宜过少，防止锅干；水不宜过多，防止中药包打湿。

（2）方剂组成：牛角炭50 g、火麻炭50 g、血余炭50 g、半夏50 g、南星50 g、穿山甲30 g、白芨50 g。共研细末装入毛巾袋里，每袋50 g，放置在蒸锅中蒸50分钟。

（3）中药蒸包：要求蒸包温度不低于60 ℃。

（4）中药熏蒸治疗：

①病人仰卧于床上，露出膝关节，将蒸热的中药包横敷于膝关节，加盖塑料纸（塑料纸应大于中药包，防止弄脏病人的衣物）。

②熏包时要求中药包要热，不能烫伤皮肤（当温度高于60 ℃时将中药包上下抖动，以不烫手为宜）。

③敷包时间为40分钟，每10分钟更换1次。

2. 李氏手法正骨复位

操作方法：患者仰卧位，膝关节伸直。

（1）医者先点按膝部及穴位，然后在髌骨下缘施以揉捻法5～10分钟。

（2）医者用一手拇、食二指推按两膝眼处，以酸胀为度，着力不宜过重。

（3）医者以一手掌根部在患处做轻度揉捻，用力应由轻渐重并有渗透感，以局部有酸胀热感为度。

（4）将髋、膝关节各屈曲90°，医者一手扶膝，一手握踝部。牵引下环转摇晃小腿6～7次，然后使膝关节尽量屈曲后再拔直。

（5）医者用一手拇指挦散两膝眼处，并以手掌捻散膝关节两侧，再将小腿及大腿的肌肉理顺。施术后患处有温热之舒适感。

【典型病例】

姚某，男，38岁，教师，患者近一月为学生上体育课时，感到膝关节较疼痛无力，尤以膝关节过伸时为甚。

体征：关节前髌韧带两侧轻度肿胀、压痛，脂肪垫挤压试验阳性，膝关节过伸试验阳性。

诊断：膑下脂肪垫劳损。

治疗：经手法治疗1周后疼痛缓解，膝关节可自由活动。

第二十八节　大腿内侧肌损伤

此病多见于下肢过度外展或用力蹬空致伤。

一、解剖生理

大腿肌肉的内侧群，包括长短不同的五块肌肉，在最内侧是扁而长的股薄肌，其深面由上而下并列着耻骨肌、内收长肌和内收大肌。内收长肌和耻骨肌的深面是内收短肌，其间夹以闭孔神经。各肌肉均使大腿内收。

二、临床表现

（1）大腿内侧疼痛，脚尖不敢着地，取下肢半屈曲位，病人需搀扶或背抱。

（2）大腿不敢内收、外展。

（3）检查患侧内收肌或耻骨肌紧韧较正常变硬，双拇指触摸多发现肌筋不正，压痛明显，有时可在大腿内侧触到条束状隆起。

三、诊断

有外伤或用力过度史，大腿内侧疼痛，脚尖不能着地，大腿不敢内收、外展；检查大腿内侧肌肉紧，有纵行肌束，压痛明显。

四、治疗

1. 中药熏蒸

（1）合理配置锅底底料（底料：80 ml醋+40 ml黄酒+10 kg水）。做到水不宜过少，防止锅干；水不宜过多，防止中药包打湿。

（2）方剂组成：生地100 g、熟地100 g、三七50 g、樟脑10 g、血竭30 g、桑枝50 g、桂枝50 g、鸡血藤50 g、萆薢50 g。共研细末装入毛巾袋里，每袋50 g，放置在蒸锅中蒸50分钟。

（3）中药蒸包：要求蒸包温度不低于60 ℃。

（4）中药熏蒸治疗：

①病人仰卧于床上，露出大腿内侧，将蒸热的中药包横敷于大腿内侧，加盖塑料纸（塑料纸应大于中药包，防止弄脏病人的衣物）。

②熏包时要求中药包要热，不能烫伤皮肤（当温度高于60 ℃时将中药包上下抖动，以不烫手为宜）。

③敷包时间为40分钟，每10分钟更换1次。

2. 李氏手法正骨复位

操作方法：病人俯卧于床上，两腿分开。医者用双手拇指或单手四指按压疼痛之肌肉或隆起之肌束，用分筋法左、右分拨，之后顺肌肉走行方向上、下舒通2次，顺筋归位，使血脉流畅，筋络舒展，疼痛多即刻消失（图5-33）。

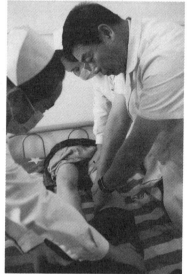

图5-33　大腿内侧损伤复位手法

【典型病例】

林某，男，21岁，农民，在一上坡蹬三轮时感觉费劲，之后自觉走路轻跛，左脚着地后大腿疼痛，上楼无力，1周后就诊。

体征：左大腿内侧肌肉紧韧，有一纵行肌束，压痛明显，大腿内收、外展受限，X线片无异常。

诊断：大腿内收肌损伤。

治疗：经李氏手法正骨复位治疗后，当即走路无跛行，活动自如。

第二十九节　腓肠肌损伤

腓肠肌损伤是指腓肠肌的慢性积累性损伤，或因急性挫伤未得到及时而有效的治疗导致，多见于运动员或长时间站立者。

一、解剖生理

腓肠肌为小腿后之肌肉，有两个头，即内侧头和外侧头。两头均起于股骨两髁的后面，然后下行，与比目鱼肌会合组成跟腱，抵止于跟骨结节处。腓肠肌强大而有力，在人体的站立运动中，起着非常重要的作用。

二、病因病机

腓肠肌损伤，常因肌肉的强力收缩，如运动员的强力弹跳，或踝关节过度背伸以及长期慢性劳损而致。损伤分为腓肠肌起点处损伤（多见于劳损所致）和肌肉与肌腱联合部的损伤，而急性损伤多为跟腱部位和联合部的撕裂伤。

三、临床表现

1. 急性损伤

多有急性受伤史，伤后数小时显示局部肿胀、疼痛、压痛。大多发生在肌腱联合处，可见有弥漫性的皮下出血，可触及断裂处的间隙，即空虚感。患者多以足尖着地走路，而不敢用全足行走，严重者丧失走路的功能。

2．慢性劳损

多发生于腓肠肌起点附着处或跟腱的部位，局部疼痛、肌肉萎缩，但肿胀不太明显。被动牵拉或主动收缩小腿后部肌肉可使损伤部位疼痛，局部肌肉僵硬、痉挛。

四、诊断与鉴别诊断

根据病史、症状及体征，一般不难确诊。尚需与跟腱周围炎鉴别。跟腱周围炎多发生于春、秋季节，尤其是体力劳动者，触诊可有捻发音，而腓肠肌损伤者则无捻发音。

五、治疗

1．中药熏蒸

（1）合理配置锅底底料（底料：80 ml醋+40 ml黄酒+10 kg水）。做到水不宜过少，防止锅干；水不宜过多，防止中药包打湿。

（2）方剂组成：当归50 g、川芎50 g、乳香50 g、没药50 g、苏木50 g、三七50 g、五灵脂50 g、木香50 g、黄芪50 g。共研为末装入毛巾袋里，每袋50 g，放置在蒸锅中蒸50分钟。

（3）中药蒸包：要求蒸包温度不低于60℃。

（4）中药熏蒸治疗：

①病人俯卧于床上，露出小腿后部，将蒸热的中药包竖敷于小腿后部，加盖塑料纸（塑料纸应大于中药包，防止弄脏病人的衣物）。

②熏包时要求中药包要热，不能烫伤皮肤（当温度高于60℃时将中药包

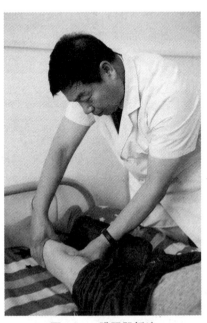

图5-34　腓肠肌扳法

上下抖动，以不烫手为宜）。

③敷包时间为40分钟，每10分钟更换1次。

2. 李氏手法正骨复位

操作方法：

（1）患者俯卧位，医者用一手在患侧大腿下方到足跟部施以扳法（图5-34），以舒经活血，改善局部营养状况，促进组织修复。

（2）医者用一手拇指沿腓肠肌肌纤维及肌腱走行方向施以捋顺的手法，可以解除疼痛、消肿，理顺调节挛缩的腓肠肌，使结者散之，挛者舒之，缩者展之，肌肉平顺舒展。

（3）医者将患者的伤腿屈曲90°，一手按于足跖部位，将足背伸，使跟腱处于紧张状态，然后用一手小鱼际部，侧击跟腱及肌与腱的联合部，侧击时应将手指分开，由轻渐重。

【典型病例】

刘某，男，36岁，教师，在本校打篮球时，即感右小腿后面剧痛，走路时足尖着地。

体征：右小腿后组织肿胀，有压痛，X线片无异常。

治疗：经手法治疗后疼痛明显缓解，即可走路。

附　录

附录一　第二届甘肃医师奖

甘肃省医师协会文件

甘医协〔2015〕002 号

**关于公布"同济药业杯"第二届甘肃
医师奖获奖医师名单的通知**

委直各单位、兰州军区联勤部卫生部、武警甘肃总队卫生处、
兰大一院、兰大二院、中附院、各市州卫生计生委（卫生局）、
医师协会各专业分会：

　　甘肃医师奖作为全省医师行业最高奖项，旨在通过表彰
在医学领域取得优异成绩和对健康事业做出突出贡献的优
秀医师代表，展示医师队伍救死扶伤、爱岗敬业、乐于奉献、
文明行医的精神风貌，为广大医师树立学习榜样。自 2011
年正式设立以来，得到省卫生计生委领导和各医师协会专业
分会及卫生行政部门的大力支持和充分肯定。

　　"同济药业杯"第二届甘肃医师奖从从 2014 年 3 月份

开始评选，经各单位推荐、甘肃省医师协会研究审核，对确定的候选人在网上进行了公示和宣传。2014 年 12 月 16 日，经省卫生和计划生育委员会与省医师协会、省中医药管理局、驻省卫计委纪检组共同组成的评审委员会评审，对评选出的拟获奖人员再次在网上予以公示；最后经甘肃省卫生和计划生育委员会批准，第二届甘肃医师奖获奖者共 20 名，第二届甘肃医师奖提名奖获奖者共 35 名。"同济药业杯"第二届甘肃医师奖评选工作严格按照"甘肃医师奖评选办法"规定的评选程序进行，整个评选活动公平、透明、规范，全部符合"评选办法"规定的评选条件和要求，较好地体现了先进性、公正性、代表性的要求。（名单见附件）。

"同济药业杯"第二届甘肃医师奖的获得者为甘肃医师的杰出代表，是广大医师学习的榜样。"甘肃医师奖"的设立与评选起到了推动医德医风建设，树立我省医师良好形象、改善医患关系的明显效果，受到了广大医师的广泛欢迎和赞誉，获奖医师的事迹在全社会和我省医师队伍中产生了强烈反响。

希望获奖医师再接再厉，继续弘扬以人为本、救死扶伤的人道主义精神，在本职岗位上刻苦钻研业务、勇于探索、不断创新，发挥好模范带头作用。全省广大医师要以他们为榜样，严格遵守医师忠诚为患者服务的职业道德，努力促进我省医师队伍的建设。

2

为更好地宣传获奖医师的先进事迹，彰显我省医师为人民服务的高尚医德和精益求精的医疗技术，省医师协会将对第二届甘肃医师奖和及"第九届中国医师奖"我省获奖医师的先进事迹大力宣传，在甘肃医师网站展示获奖者事迹；请各地、各医疗机构利用电视、广播、报纸、网络等方式进行宣传。宣传期间制作的各种宣传材料报省医师协会备案。

附件：第二届甘肃医师奖和第二届甘肃医师奖提名奖获奖者名单

甘肃省医师协会

2015 年 1 月 29 日

抄报送：中国医师协会、甘肃省卫生和计划生育委员会、甘肃省中医药管理局

3

"同济药业杯"第二届甘肃医师奖获奖者名单（20 名）

姓名（男女）	职称	工作单位
田尤新（男）	主任医师	甘肃省肿瘤医院
白 海（男）	主任医师	兰州军区兰州总医院
陈 泉（男）	副主任医师	甘肃省人民医院
李宇宁（男）	主任医师	兰州大学第一医院
何晓春（女）	主任医师	甘肃省妇幼保健院
商 鸿（女）	主任医师	天水市第一人民医院
李维洲（男）	副主任医师	永靖县李维洲诊所
潘亚文（男）	主任医师	兰州大学第二医院
虎玉成（男）	副主任医师	甘南州藏医院
袁 健（男）	副主任医师	兰州军区疾控中心
张文芳（女）	主任医师	兰州大学第二医院
孟作龙（男）	主任医师	白银市第一人民医院
马 娜（女）	主任医师	甘肃省第二人民医院
常荣天（男）	副主任医师	张掖市人民医院
贾育蓉（女）	主任医师	甘肃省中医院
刘保健（男）	主任医师	甘肃中医学院附属医院
殷建军（男）	医师	嘉峪关市新城镇卫生院
张玉莲（女）	副主任医师	酒泉市人民医院
贾 杰（男）	主治医师	陇西县第一人民医院
侯世文（男）	主任医师	庆阳市中医院

"李氏手法正骨复位"第一人李维洲

5月22日，甘肃省卫生计生委、甘肃省医师协会举行第二届甘肃医师奖颁奖大会，永靖县李维洲诊所副主任医师、李氏手法正骨复位疗法传承人李维洲成功获得甘肃医师奖，他也是20名获奖者中唯一一位民营医院的医师。

成大事者，必有过人之处。6月2日上午，记者驱车前往永靖县，去看看究竟。

李维洲诊所就在县城一隅，一间庭院，三层小楼，清静致爽，如不读标牌，真看不出是一家医院。进入正骨室，只见一位穿白大褂的医生正在为病人"拔"腰，病人坐在木凳上，两位护士按腿按臂，医生从病人身后抱住病人身躯拉伸、扭曲，然后在腰椎部位按摩推拿。5位病人10分钟完成走人，留下气喘吁吁、满头大汗的医生。不用说，他就是李维洲，一位精神矍铄、体格健壮的老人，虽然他年逾花甲，但看起来比实际年龄小七、八岁。

李维洲出身永靖山区农家，1977年毕业于兰州医学院，从乡镇卫生院医生做起，一直做到县妇幼保健院院长、县卫生局副局长，2012年退休后创办永靖县李维洲诊所，主打"李氏手法正骨复位疗法"，治疗腰椎、颈椎病。

由于长期伏案工作，记者颈椎、腰椎都患有职业病，此时正好感受一下"李氏手法正骨复位疗法"。记者端坐的木凳上，李维洲用手触压颈部，"颈椎5、6、7椎体偏斜，合并骨质增生。""腰椎4、5节椎间盘突出，合并梨状肌损伤。"李维洲一边按摩复位，一边说出记者的病根。虽然按摩复位的时候有点疼，但过后感觉颈椎、腰椎特别轻松，酸痛感消失了。

在这里，记者见到了慕名前来治病的四川郫县小伙子樊广超。小樊32岁，面点师，十多年的伏案工作，让他患上了腰椎间盘突出症。今年以来，病情加重，直至无法行走连起床都很困难。经当地多家医院治疗无效后，小樊经网上得知慕名前来。经过3天的中药热敷和正骨复位治疗后，现在他可以自行起床和走路了。还有来自兰州的退休干部刘先生，

1994年车祸形成外伤性腰椎间盘突出，后瘫痪在床。经李维洲手法正骨复位后，竟然在神奇康复。听说记者采访，他特地从兰州赶来现身说法。

李维洲介绍，李氏手法正骨复位说来并不神奇，其基本原理——杠杆原理更是人人皆知。他认为，绝大多数颈、腰椎疼痛都是由于脊椎错位引起棘突偏斜损害了周围的韧带及肌肉组织，造成肌肉水肿、充血、粘连、硬化，脱离了原来的位置，压迫神经血管而造成的，因此，只要通过分筋弹拨、按压疏理等整复手法，拨正偏歪棘突，使椎体关节得以恢复正常的位置，与周围肌肉群相适应，解除关节囊、韧带对神经根的压迫，改善椎动脉血流，疼痛自然就会减轻乃至消除。原理简单，设备就更简单了，在李维洲的治疗室内，只有一高一低两张凳子和一张床，都是给病人准备的。治疗时，颈肩痛的患者坐低凳子，腰腿痛的患者坐高凳子，严重的就趴在床上。不用拍片、不用透视，李维洲伸手一摸便能准确说出患者损伤部位及受伤机理。

据介绍，"李氏手法正骨复位疗法"肇始于清乾隆年间。其创始人李皓鹏出身于书香门第，潜心医术，将医书上学习所得的正骨复位疗法，通过临床实践，掌握了正骨手法的精要，在乡间医治各种骨伤、肌肉拉伤、关节错位等骨伤科疾病的过程中，逐渐形成"李氏手法正骨复位疗法"的基础。后经历代传人，形成了"李氏手法正骨"医学框架，传至第六代传人李维洲时，"李氏手法正骨复位疗法"真正发扬光大。

这些年，李维洲名气越来越大，事业一帆风顺，来自天南海北的患者络绎不绝，但他还是不忘自己出身农村，对贫困农民患者施以仁心。很多山区农村患者来看病，他总是先看病不提钱，病愈后能给多少就给多少。有一次，一位老大爷身上揣着20元钱找他看病。为了安慰老人，他收下钱，安排老人住院治疗，并叮嘱护士照顾老人吃喝。出院后，他给老人买了回家的车票，还悄悄地把20元钱塞进老人的口袋里。

2010年7月，李维洲被中国医药卫生理事会授予"中国医学自主创新与民间诊疗技术特别贡献奖"；2011年1月，被中国医学临床技术新进展大会授予"诊疗技术创新奖"；2012年1月18日，"李氏手法正骨复位疗法"被列入永靖县县级非物质文化遗产名录。

据不完全统计，截至2013年上半年，李维洲已接诊来自全国30个省市区以及美国、澳大利亚等国外患者22余万人次，临床治愈率达到了95%以上。

（兰州晚报　田小东）

甘肃省20名医生获第二届"甘肃医师奖"

摘要：5月22日，第二届"甘肃医师奖"评选结果揭晓，甘肃人民医院副主任医师陈泉等20位医师获此殊荣。2012年1月18日，"李氏手法正骨复位疗法"被列为永靖县县级非物质文化遗产名录。

每日甘肃网-兰州晨报讯（记者赵汇）5月22日，第二届"甘肃医师奖"评选结果揭晓，甘肃省人民医院副主任医师陈泉等20位医师获此殊荣。

"甘肃医师奖"是2011年经甘肃省卫生计生委批准，甘肃医师协会设立的我省医师行业的最高奖项，每两年评选一次。第二届"甘肃医师奖"从2014年3月份开始评选，经各医疗单位推荐和评审委员会评审，在公正、公开、公平的评选原则下，本届医师奖共评选出20名获奖医师。这些获奖者是我省医师队伍的优秀代表，是医疗卫生行业的形象大使。他们当中，既有医学大家，也有普通一线工作者；有城市大医院的医生，也有在基层服务的医师。他们在各自的岗位上，以自己的实际行动和感人事迹向全社会展现了当代医师救死扶伤、爱岗敬业、乐于奉献的精神风貌，引领着全省医师队伍的前进方向。

新闻链接

民营医院医师李维洲跻身甘肃医师奖行列

每日甘肃网-兰州晨报讯（记者师向东）5月22日，"李氏手法正骨复位疗法"传承人、永靖县李维洲诊所副主任医师李维洲成功获得甘肃医师奖，他也是20名获奖者中唯一一位民营医院的医师。

自1980年以来，他开始专注骨科治疗，致力于中医手法正骨复位治疗软组织损伤的理论研究和临床诊治，逐渐形成了独特的"李氏手法正骨复位疗法"，成为在全省乃至全国有较高知名度的治疗软组织损伤及骨科疾病的专家。2012年1月18日，"李氏手法正骨复位疗法"被列为永靖县县级非物质文化遗产名录。

大医精诚　止于至善
——第二届甘肃"医师奖"获奖者李维洲的济世情

5月22日，甘肃省医疗行业最高奖——第二届"甘肃医师奖"在兰举行颁奖典礼。

作为全省唯一一名在民营医院就职的获奖者，身着蓝色西装的李维洲成为典礼上一道亮丽的风景。

这些天，得奖的好消息让永靖县上上下下沸腾了。因为得奖的正是镇上坚持行医近四十年的李维洲。县政府网站很快挂上了消息，原来治愈过的病人也纷纷赶来贺喜……

一个民营医院医师，何以捧得"甘肃医师奖"？带着疑问记者走进刘家峡准备一探究竟。

（一）

初夏清晨，记者来到永靖县刘家峡镇"副主任医师李维洲诊所"见到年逾花甲、面色红润、神采奕奕的李维洲。

他正在为专程从兰州赶来的一名腰椎间盘突出症患者复诊，这名51岁的杨女士在2004年发现自己的腰椎出现问题。很快，腰椎突出部分压迫到神经，导致腿部开始不听使唤。"走一步都特别难，就像踏着棉花，都不敢迈腿。"因为腰腿疼加之眩晕得受不了，她辗转在省内各大医院治疗、牵引、输液、蜡疗、敷药……"刚理疗完确实感觉病就像好了一样，可是没一两天就会复发，比以前疼得更厉害。一年多后，我瘫痪在床，连寻死都没有力气。"2006年，杨女士的家人慕名将她送至李维洲诊所。以往她经历过的治疗手段，这次几乎都没用，轻轻松松地每天就完成治疗，并且效果还出奇的好。在半年的治疗后，她不仅行动自如，之前的痛胀感也全都没有了。

果真有这么神奇？颈椎长期不适的记者决定亲身体验一番。李维洲让记者背对着他端坐矮凳上，并将双手置于膝上，全身放松。他用手指沿记者的颈椎梳理一遍后，有了结论"颈椎二三节骨质增生"。随后又让低头放松，记者只觉得患处被他扳拨按拯，咔咔作响，之后将头左转右转，连捏带按，忽觉胀痛了多年的脖子从未有过的轻松。

"李氏手法正骨复位疗法"与普通的推拿按摩有什么不同呢？李维洲解释，他所做的正是"李氏手法正骨复位疗法""手法"部分治疗。其原理是，绝大多数颈、腰椎疼痛都是由于脊椎错位引起棘突偏斜损害了周围的韧带及肌肉组织，造成肌肉水肿、充血、粘连、硬化，脱离了原来的位置，压迫神经血管而造成的。因此，只要通过分筋弹拨，按压疏理等整复手法，拨正偏斜棘突，使椎体关节得以恢复正常的位置，与周围肌肉群相适应，解除关节囊、韧带对神经根的压迫，改善椎动脉血流，疼痛自然就会减轻乃至消除。

（二）

中医不像西医那样有量化的标准，更多的是强调传承和实践，成长周期漫长。正骨复位手法则更重于"机触于外，巧生于内，手随心转，法从手出"，突出手法治疗在整个治疗体系中的重要作用。

"李氏手法正骨复位疗法"看似轻松简单，实则对医生的要求非常高，在为患者实施复位，触摸颈椎、脊椎部位时要在脑海中形成"立体三维图像"，根据图像来正确复位，一般人很难学到精髓。

"李氏手法正骨复位疗法"肇始于清乾隆年间。其创始人李皓鹏通过临床实践，掌握了正骨手法的精要。在乡间医治各种骨伤、肌肉拉伤、关节错位等骨伤科疾病的过程中，逐渐形成这一疗法的基础。其后，历经第二代传人李子韫、第三代传人李含春至第四代传人李世栋时，形成了"李氏手法正骨"医学框架；再经第五代传人李逢沧传至第六代传人李维洲时，这一疗法得到了发扬光大。据不完全统计，李维洲已接诊来自全国30个省、自治区、直辖市以及美国、澳大利亚和俄罗斯等国内外患者22余万人次，临床治愈率在95%以上，深受患者的好评与信任，被患者誉为"甘肃手法第一人"。

几年前，专家评议后认为，"李氏手法正骨复位疗法"其价值足以成为"非物质文化遗产"项目。这一疗法即入选永靖县"非物质文化遗产名录"。

通过"非物质文化遗产"这一平台，能让中医更好地传承下去，促进中医向世界的传播，让更多人了解中国传统文化，真正让中医成为服务于全人类生命健康的宝贵资源，这让李维洲非常欣慰。

（三）

"凡大医治病，必当安神定志，无欲无求，先发大慈恻隐之心，誓愿普救含灵之苦。"先贤孙思邈《大医精诚》之论被视为每位中医的行医准则，李维洲亦不例外。

从小在农村家庭长大的他，深知病患疾苦。他的病人中不少都是辗转各处求医无果，散尽家财后听闻而来。虽然这里的系统治疗费用只有两三千，但对他们来说都是一笔很大开支。遇到这样的患者，李维洲常慷慨解囊、施以援手。有的病人治疗后摸遍口袋只有几十元钱，李维洲都会坚持分文不取。坚持多年的"济世情怀"，终让他赢得了更多的尊重和口碑。

他的想法简单朴素，"只要患者有需要，不开刀、不赚钱的医术我愿意一直坚守。"他决心将这一门"老手艺"继续传承并发扬，培养手法复位传承人。

"我们深知，医学知识和技术的局限性与人类生命的有限性是我们所面临的永久难题。我们应以人为本，敬畏生命，善待病人，自觉维护医学职业的真诚、高尚与荣耀，努力担当社会赋予的增进人类健康的崇高职责。"第二届甘肃医师奖的颁奖词正是对李维洲最深情的褒奖与期许。

（甘肃日报报业集团　阎韵竹）

医德双馨的国医"神手"

近日，我省医师行业的最高奖项"甘肃医师奖"在兰颁奖，20名获奖者中大都是城市三甲医院的医学大家，而来自永靖县的李维洲作为唯一一位服务于农村基层的民营医院医师就显得特别突出。他精湛的医术、神奇的疗效，吸引了国内四面八方甚至国外的患者，人们称赞他有一双神奇的手。他能获此殊荣，充分印证了在科学的道路上，只有那些不畏惧艰险的人，才能达到光辉的顶点这样一个真理。

李维洲是从山沟里走出来的名医，大山一样淳朴的他，却有着一套

"手到病除"的绝活。1977年他从兰州医学院医疗系毕业后便一头扎进农村的广阔天地中，农民在劳作中容易发生跌打损伤、腰腿痛、扭腰岔气等现象，中医、西医治疗效果都不明显，看到平时一个个矫健活泼、生龙活虎的农民被疾病折磨的痛苦表情，李维洲的心情十分沉重。于是，他用祖传按摩手法在患者身上按揉、推拿，动作轻巧，节奏分明，许多病人弯着腰进来，直着腰出去。今年初夏，陇西县城关镇农民刘彩和在劳作中颈部、腰部都严重摔伤导致瘫痪在床上，在县医院躺了近一个月，最后发展到连吃饭咀嚼也成为问题。县医院给他联系了全国著名的西安西京医院手术治疗，手术需要费用两万多，家境拮据的他听同村一位病友说起永靖县有个神奇的李大夫能手到病除，不用手术且花费低廉。当记者见到经李大夫治疗7天的刘彩和时，他已经能行走如常。

成都小伙樊广超才刚刚32岁，从事面点师工作10年的他患上了腰椎间盘突出症。近来，病情持续加重，直至无法行走，连起床都困难。经当地多家医院治疗无效后，小樊从网上得知慕名而来，经过几天正骨复位治疗后，现在他可以自行起床和走路了。

行医近四十年，李维洲视名利如过眼云烟，视事业重于泰山。他用辩证的思想，努力超越学科的门户，探索新的规律，使损伤退行性脊柱疾病的临床研究水平不断提高，特别是建立一套新的学术思想体系。2010年，李维洲被中国医药卫生理事会授予"中国医学自主创新与民间诊疗技术特别贡献奖"；2011年，李维洲被中国医学临床技术新进展大会授予"诊疗技术创新奖"；2012年，"李氏手法正骨复位疗法"被列入永靖县县级非物质文化遗产名录。退休干部刘兰成由于遭遇车祸形成外伤性腰椎间盘突出，后瘫痪在床，经李维洲手法正骨复位后，竟然神奇康复了。刘兰成当时是有病乱求医，因为各大医院都已经跑遍了，听朋友介绍永靖县有个李院长在这方面治疗还比较特殊，当天治疗就见效，手法很神奇，于是他就来到诊所治疗。刘兰成觉得李院长医德非常好，始终对患者平易近人，从来没有高高在上的感觉。所以说作为一个医者，医德跟医技是同等重要的。

这些年，李维洲名气越来越大，事业一帆风顺，来自天南海北的患者络绎不绝，但他还是不忘自己出身于农村，对贫困农民患者他总施以仁心。很多山区村民患者来看病，他总是先看病不提钱，病愈后能给多少是多少。有一次，一位老大爷身上揣着20元钱找他看病。为了安慰病人，他收下钱，安排老人住院治疗，并叮嘱护士照顾老人吃喝。出院后，他给老人买了回家的票，还悄悄把20元钱塞进老人的口袋。李维洲认为，作为医生应该时刻想着病人，病人来找你的时候，已经是很吃力了，当大夫的应该殷勤地去接待，认真地去对待，悉心地去诊断治疗，这样才能赢得病人的好评。病人有好评了，大夫就站住脚了，做大夫的应该有良心，这个良心是摆正医患关系的基础。

对患者一腔热血，对学术执着追求，是李维洲从医的一贯风格，这种一丝不苟的品质使他的从医之道颇具传奇色彩。李维洲用自己一双神奇的手，解除了二十余万人的颈椎、腰椎病的痛苦，在正骨复位经历中，他深深地感到这是中华医学的一门绝技，这个宝藏要保护好，要把国医精华发扬光大。正是抱着这一信念，他从永靖县卫生局副局长，永靖县妇幼保健院院长岗位上退休后，创办了脊柱正骨专科诊所，为更多人解除腰椎、颈椎病的折磨。每当看见病人明显好转，他就会有一种成就感，脸上会露出幸福而自信的笑容。

李维洲认为，医师的责任是神圣的，医师这个称呼就是要为人民去服务的，因为人民培养了我们，在行医过程中，要讲究"德"，以"德"为主，有了"德"才能去为别人服务，要以"德"为先。

附录二　第十一届中国医师奖

首个"中国医师节"庆祝大会暨第十一届"中国医师奖"
颁奖大会在人民大会堂召开

这一天，由中国医师协会主办的首个"中国医师节"庆祝大会暨第十一届"中国医师奖"颁奖大会在北京人民大会堂隆重举行。全国政协副主席李斌，十二届政协副主席韩启德，中宣部副部长梁言顺，国家卫生健康委员会马晓伟主任、王贺胜副主任，民政部副部长詹成付，中国医师协会会长张雁灵，中央军委后勤保障部卫生局陈景元局长，原卫生部张文康、高强老部长和多位副部长，十余位院士以及全国各地的医生代表，共800余人，欢聚一堂，共庆首个"中国医师节"。

"中国医师节"是继教师节、记者节、护士节之后，经国务院批准的第四个行业性专属节日。它的设立，体现了党和国家对全国339万执业注册医师和90多万乡村医生的关怀和激励，是倡导全社会尊医重卫的有力举措，令全国的医务工作者欢欣鼓舞。

中国医师协会张雁灵会长在致辞中表示，今天是首个"中国医师节"，中国医师协会在人民大会堂举行隆重的庆祝表彰大会，这是一个必将载入中国卫生史册、中国医生史册的重要日子！张雁灵会长讲到"中国医师奖"是经国务院审批的全国医生唯一的行业最高奖项，已经连续表彰了十届共785名优秀医生。今天，又有80位中国医生的代表获得了"中国医师奖"，虽然他们的年龄不同、经历各异，但他们都有一个共同的特征，那就是高超的医术、高尚的医德、高贵的操守。他们敬重职业、平等仁爱、甘于奉献、精益求精；他们是被社会公认、被行业共举、被患者共褒的优秀医生，是全国医务工作者学习的道德楷模与榜样！张会长表示，今后我们将一如既往地按照四个"坚持"思路开展工作，始终着眼建成"中国卫生行业一流协会"这个总目标，严格执行章程，努力加强自身建设，持续推进内部体制机制改革，不断提升协会的质量建设和能力水平。会上，张雁灵会长代表中国医师协会，祝福全国医生们节日快乐！祝愿大家度过一个难忘而有意义的"中国医师节"！

中共中央宣传部副部长梁言顺在讲话中，代表宣传部向奋战在医疗战线上的广大医师们致以诚挚的问候，向荣获第十一届"中国医师奖"的医师们表示热烈的祝贺。长期以来，广大医师积极响应党的号召，全心全意为人民健康服务，为我国卫生健康事业发展做出了突出贡献，也为推进社会主义精神文明建设发挥了巨大作用。近日，习近平总书记做出重要指示，充分肯定广大医务工作者在改革开放和社会主义现代化建设事业中发挥的重要作用。我们要认真学习领会全面贯彻落实习近平总书记重要指示精神，深入学习贯彻习近平新时代中国特色社会主义思想和党的十九大精神，自觉践行社会主义核心价值观，坚持全心全意为人民服务，弘扬救死扶伤的人道主义精神，以新做法开创我国卫生健康事业新局面。各级党委宣传部和广大新闻工作者要以党中央设立中国医师节为新的契机，广泛开展形式多样的主题教育和宣传报道，努力在全社会营造尊医重卫的良好氛围。

国家卫生健康委员会王贺胜副主任在讲话中首先代表国家卫生健康委员会祝愿各位医师代表节日快乐，对"中国医师奖"获得者表示衷心祝贺，向全国医务工作者致以崇高的节日敬礼。医生是人类最古老的职业之一，护佑生命，救死扶伤是医生的神圣职责。在面对重大传染病危险，抗击重大自然灾害时，广大医务人员临危不惧，义无反顾，舍己救人，涌现出一批批先进典型。他们以实际行动彰显了一切为了人民健康的价值追求，诠释了敬佑生命、救死扶伤、甘于奉献、大爱无疆的崇高精神，是当之无愧的"白衣天使"。设立"中国医师节"，用这样一个节日号召全社会关爱以医师为代表的广大医护人员，对于增强医务人员荣誉感、使命感，为维护人民健康再立新功意义重大，影响深远。"中国医师节"的设立不仅是对卫生健康事业改革发展成就和医务人员工作成效的充分肯定，也向新时代卫生健康工作者提出了新要求：一要不忘初心，全心全意护佑人民健康；二要勇挑重担，全力推动深化医改；三要追求卓越，推动医学科技进步；四要敬业修身，牢记医者使命情怀。王主任在讲话中同时指出，"中国医师节"不仅仅属于医务人员，而应该属于全社会，属于亿万人民。让我们更加紧密地团结在以习近平同志为核心的党中央周围，凝心聚力，开拓进取，创造无愧于历史、无愧于时代的新业绩，为全面建成小康社会，实现中华民族伟大复兴中国梦做出新的更大贡献。

中央军委后勤保障部卫生局局长陈景元在讲话中首先代表中央军委后勤保障部卫生局，代表全军所有的医务工作者向全国400多万医师同仁致以节日问候，向长期奋战在一线全国1100多万卫生工作者致以崇高的敬意，向获得本届"中国医师奖"的80位专家学者表示热烈的祝贺，向长期以来关心支持军委卫生工作的各位领导、专家和同志们表示衷心的感谢。他指出，国务院设立"中国医师节"，社会各界反响强烈，在人民群众对社会健康需求爆发式增长，对医师和医疗服务两极化评价的特殊时期，党和国家对医师这个职业队伍，这个特殊小众群体设立了专门的节日，可谓意义深远。

中华医学会副会长兼秘书长饶克勤代表中华医学会和兄弟协会对大会表示祝贺，向获得"中国医师奖"所有的获奖医师们表示崇高的敬意，向辛勤工作在全国医疗战线上所有的白衣天使致以节日的问候。他表示，医师是一个特殊的行业，面对的是生命，维系的是全人类的健康。我们将以庆祝首个"中国医师节"为契机，在习近平新时代中国特色社会主义思想指引下，铭记党和政府的亲切关怀和嘱托，以更加精湛的医术，更贴心的服务践行全方位、全周期保障人民健康的嘱托，共创健康中国的美好未来。

会上，中国医师协会副会长赫捷院士宣读了第十一届中国医师奖获奖名单；中国医师协会副会长、北京大学常务副校长、医学部主任詹启敏院士宣读了《向获奖医师学习的倡议》。大会主席台领导为第十一届"中国医师奖"获奖医师颁发了证书和奖杯。中国科学院院士王学浩教授、上海市静安区街道社区卫生服务站全科医生陈晨大夫代表获奖医师作发言。

大会举行了医师宣誓仪式，在本届获奖医师孙颖浩院士的领誓下，全场医师们庄严宣誓：我志愿献身人类的健康事业；自觉维护医学的尊严和神圣；敬佑生命，救死扶伤，平等仁爱，尊师重道；诚实守信，恪守医德，精益求精，慎思笃行；以上誓言，源于心，践于行！

根据第十一届"中国医师奖"评选办法，由各省、市医师协会、卫计委，解放军等单位推荐的医师奖候选人，经中国医师协会评审委员会先后组织初审、终审会议，最终产生80名第十一届"中国医师奖"获奖人。

中国医师协会第十一届"中国医师奖"获奖人名单
（按姓氏笔画排序）

序号	姓 名	单 位
1	于凯江	哈尔滨医科大学附属肿瘤医院
2	马启敏	安阳市妇幼保健院
3	王永杰	吉林省人民医院
4	王丽华	武警西藏总队林芝支队后勤保障大队卫生队
5	王学浩	南京医科大学第一附属医院
6	王烈明	中国人民解放军火箭军总医院
7	王雪梅	内蒙古医科大学附属医院
8	王维林	中国医科大学附属盛京医院
9	亓庆良	山东省淄博市博山区源泉中心卫生院
10	方力争	浙江大学医学院附属邵逸夫医院
11	史晨辉	石河子大学医学院第一附属医院
12	白飞虎	宁夏回族自治区人民医院
13	冯华	陆军军医大学第一附属医院
14	成勇	重庆市忠县拔山中心卫生院
15	曲彦	青岛市市立医院
16	任建安	中国人民解放军南京总医院普通外科研究所
17	刘进	四川大学华西医院
18	刘宏斌	中国人民解放军兰州总医院
⋮		
29	李维洲	甘肃省永靖县李维洲诊所

80　　　魏　东　　　　中国人民解放军第150中心医院

本次大会由中华医学会协办，菩提医疗集团支持。

2018年8月19日，是首个"中国医师节"！

凭借"李氏手法正骨复位疗法"
永靖医生李维洲赢得了中国医师奖

8月19日，首届"中国医师节"庆祝大会暨第十一届"中国医师奖"颁奖大会在北京人民大会堂举行，我省临夏回族自治州永靖县李维洲诊所副主任医师李维洲的名字位列其中。他可是全国80名获奖者中，唯一一名来自民营医疗机构的医师！

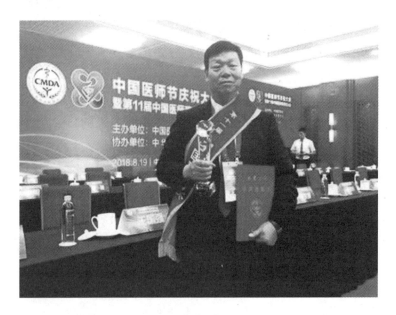

66岁的李维洲出生于永靖县山区，1977年毕业于兰州医学院。他从乡镇卫生院医生做起，一直到县妇幼保健院院长、县卫生局副局长。2012年退休后，他创办了永靖县李维洲诊所，主打"李氏手法正骨复位疗法"，专治腰椎、颈椎病。

8月21日上午，记者来到李维洲诊所时，他正在给一名慕名而来的腰腿痛病人治疗。"我看病全凭一双手！"李维洲介绍说，李氏手法正骨复位说来并不神奇，其基本原理——杠杆原理更是人人皆知。原理简单，设备就更简单了，在李维洲的治疗室内，只有一高一低两张凳子和一张床，都是给病人准备的。治疗时，颈肩痛的患者坐低凳子，腰腿痛的患者坐高凳子，严重的就趴在床上。不用拍片、不用透视，李维洲伸手一摸便能准确说出患者损伤部位及受伤机理。治疗主要靠右手三个指头，中指摸椎体，查有无偏斜，有无椎间盘突出；食指、无名指摸脊椎两侧的脊上韧带有无撕裂、硬化、粘连。手摸心会，知真体相，识其部位，一旦临证，机触于外，巧生于内，手随心转，法从手出。"李维洲如是释疑。

凭借扎实的医学基础和西医解剖学功底，李维洲将"李氏手法正骨复位疗法"进一步发扬光大。

这些年，李维洲名气越来越大，事业一帆风顺，来自天南海北的患者络绎不绝，但他还是不忘自己出身农村，对贫困农民患者施以仁心。很多农村患者来看病，他总是先看病，病愈后能给多少就给多少。有一次，一位老大爷身上揣着20元钱找他看病。为了安慰老人，他收下钱，安排老人住院治疗，并叮嘱护士照顾老人吃喝。出院后，他给老人买了回家的车票，还悄悄地把20元钱塞进老人的口袋里……

2010年7月，李维洲被中国医药卫生理事会授予"中国医学自主创新与民间诊疗技术特别贡献奖"；2011年1月，李维洲被中国医学临床技术新进展大会授予"诊疗技术创新奖"；2012年1月18日，"李氏手法正骨复位疗法"被列为永靖县县级非物质文化遗产名录；2015年6月，李维洲获得第二届"甘肃医师奖"。

李维洲从医四十余载，粗略统计，已接诊来自全国30个省市区以及美国、澳大利亚等国外患者20余万人次，临床治愈率达到了95%以上。

（每日甘肃网　田小东）

我省两名医师获中国医师奖

中国甘肃网8月21日讯　据甘肃日报报道（记者　宜秀萍）8月19

日召开的首届"中国医师节"庆祝大会揭晓了第十一届中国医师奖，全国共有80人获奖。我省两名医师名列其中，分别是中国人民解放军兰州总医院刘宏斌、永靖县李维洲诊所李维洲。

中国医师奖是经国家卫健委批准设立的我国医师行业最高奖，自2003年起每年评选一次。本届获奖医师涵盖了妇产科、儿科、麻醉科、全科、中医科、口腔科等35个临床专业，他们中有享誉国内外的名医大家，有引领学科发展的院士专家，也有长期耕耘在临床一线的各级医师。

刘宏斌现为中国人民解放军兰州总医院普外科主任，长期致力于消化道肿瘤疑难危重疾病诊治的研究，在胃癌、结直肠癌、胃间质瘤、甲状腺肿瘤的微创治疗等领域不断创新，率先在西北地区开展腹腔镜及达·芬奇机器人胃癌规范化手术，为军地患者提供优质服务。他首创的"单通道袢式间置空肠吻合术""残胃癌术中食管空肠三角吻合术"，显著改善了胃癌患者术后生存质量。

李维洲是我省基层医疗卫生战线的优秀代表，先后在永靖县陈井乡卫生院、永靖县防疫站、永靖县人民医院、永靖县妇幼保健院等单位从事临床医疗和管理工作。在长期临床实践中，李维洲继承发扬中医正骨手法，总结形成了"李氏手法正骨复位疗法"，在诊疗腰椎间盘突出、颈椎病、肩周炎等骨科常见疾病方面疗效显著。2012年退休后，李维洲在永靖县开办个体诊所，继续为患者进行诊疗服务。

（来源：中国甘肃网-甘肃日报　狄东阳）

附录三　《中国社区医师》杂志封面人物

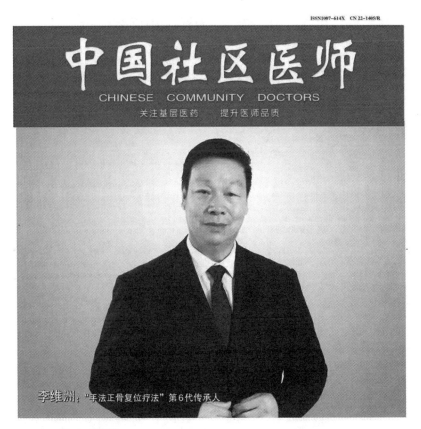

编辑：王夏玲 E-mail：why.705@163.com

李维洲：用真心和“绝活”为百姓健康坚守一生

▲本刊记者 王夏玲

人物简介

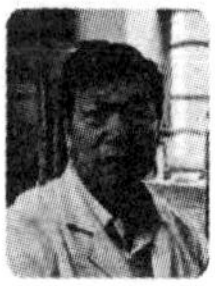

李维洲，甘肃省永靖县人，副主任医师、中医高级按摩师，“李氏手法正骨复位疗法”传承人。曾任永靖县卫生局副局长、永靖县人民医院副院长、永靖县妇幼保健院院长等职务。曾多次获永靖县卫生局、永靖县人民医院“优秀医务工作者”“先进工作者”“先进个人”等荣誉称号，2015年获得第二届甘肃医师奖，2018年获得第11届“中国医师奖”。

患者的事就是自己的事

一座庭院，三层小楼，无数锦旗，这里是甘肃省永靖县李维洲诊所！本文的主人公就是这位年逾花甲、博学多才、术有专攻的医者——李维洲。

李维洲出身医学世家，从小就深受祖辈的熏陶，医学天赋极高。1977年，从兰州医学院医疗系毕业后，李维洲一头扎进农村广阔的天地。

为医先为人。李维洲常对身边的人说：“医生要讲道德、讲良心。给患者看病，就得把患者的痛苦和自己联系起来，学会换位思考，才会知道患者需要什么。”

在永靖县陈井乡卫生院工作的10年间，李维洲不分昼夜、不论寒暑，身背出诊箱，走乡串户、翻山越岭，把足印留在了该乡12个村、132个社。家家户户都知道李维洲医生技术过硬，服务态度好，大家都亲切地喊他“李大夫”。

永靖县西河镇白川村有一个患儿患有肾病，并伴有慢性肾功能衰竭，在大医院治疗了1年多，病情时重时轻。孩子的父母为了给孩子治病，变卖了家里所有值钱的东西，连仅有的一头耕地的毛驴都卖掉了，还借了很多债，但患儿的病情仍然没有好转。对患儿一家的境遇，李维洲看在眼里、记在心里，他用几年积攒下来的工资，赞助患儿到在大医院进行正规治疗，同时还四处搜集中药偏方，多方找关系给患儿治疗。

同事总调侃李维洲：“谁的事你都放在心上！”在李维洲看来，帮助别人是积德，资助别人是行善。对于有困难的患者或者百姓，李维洲总是有力出力、有钱出钱，从来不求回报。

对工作精益求精、恪尽职守，对患者满腔热情、极端负责。李维洲以高超的医术和一颗真诚的心，赢得了广大患者的信任和社会的认可，他的事业如同他做人、做医生一样，一步一个脚印，从容不迫、坚实有力。

在工作的几十年间，他被上级行政部门先后调到县卫生防疫站、县人民医院、县妇幼保健医院、县卫生局工作。然而，无论自己的岗位如何改变，李维洲始终把患者放在第一位。

辞去院长职务，心系患者健康

工作期间，李维洲注意到，农民在劳作中容易发生跌打损伤、腰腿痛、扭腰岔气等疾病，中医、西医治疗效果都不明显。看到平时身强体壮的村民被疾病折磨得痛苦不堪，李维洲的心情十分沉重。因此，他一边工作，一边学习手法正骨复位治疗，致力于软组织损伤的理论研究和临床诊治，凭借扎实的医学基础和西医解剖学功底，李维洲逐渐形成了独特的“李氏手法正骨复位疗法”。

据李维洲介绍，“手法正骨复位疗法”是治疗腰椎间盘突出症的综合疗法，综合了传统医学的精华。先用中药熏蒸，达到舒筋活络、祛风散寒、补肾壮阳、通气活血、祛瘀化瘀、散解粘连之功效；然后根据传统医学“筋出槽，骨错缝”的理念，应用杠杆原理，用手法对腰椎间盘及周围组织进行复位，纠正脊椎生理弧度，分离神经根粘连，促进血液循环，消除无菌性炎症、解除神经根受压，可使髓核部分或全部还纳，使损伤组织迅速修复。

“这种手法说起来简单，但源远流长，最早始于清乾隆年间。”李维洲介绍说。据了解，这一手法的创始人李镜堂出生于书香门第，潜心钻研医术，通过临床实践，

封面人物

编辑：王夏玲 E-mail：why.705@163.com

掌握了正骨手法的精要，在乡间医治各种骨伤、肌肉拉伤、关节错位等骨伤科疾病的过程中，逐渐形成"李氏手法正骨复位疗法"的基础。后经历代传人，形成了"李氏手法正骨复位疗法"框架，传至李维洲时已是第6代。

然而，由永靖县人民医院副院长提升为县妇幼保健院院长后，面对众多求医者，尤其是从全国各地慕名而来的患者。作为院长的他相当感觉到职位对临床治疗的干扰，繁杂的日常行政事务占用他很多时间，耗费了他相当多的精力，对他诊治患者和进行学术研究影响颇大。2012年，李维洲作出了一个不同寻常的决定，辞去现有的职务，开办"腰椎间盘突出专科门诊"，全身心地投入临床治疗工作，为更多患者解除病苦。

湖北省监利县患者董某，在工地劳动时不小心摔伤，导致腰椎间盘突出，无法正常走路，在当地治疗了1年多，疗效不佳。患者在朋友的介绍下前往李维洲诊所治疗。由于路途遥远，患者在途中不慎将钱物丢失，身无分文。然而这并没有影响李维洲对患者的治疗。经过几天的治疗与康复，患者行走自如、活动敏捷。李维洲医生免了患者所有的治疗费、医药费。患者感激地说："好医生啊，你是我永世不忘的大恩人。"

成都小伙儿樊广超刚满32岁，从事面点师工作10多年的他患上了腰椎间盘突出症，病情持续加重，走起路都很困难，经当地多家医院治疗无效后，樊广超慕名而来。经过几天正骨复位治疗后，他可以自行起床和走路了，病情基本恢复了，樊广超高兴地对李维洲说："我真有福气，遇见了你这么优秀的医生。"

李维洲名气越来越大，求自全国各地的患者络绎不绝，但他始终牢记自己出身农村，很多农村患者来看病，他总是先看病，病愈后能给多少给多少。有一次，

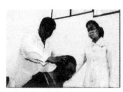

一位老大爷身上揣着20元钱找他看病，为了安慰老人，他收下钱，安排老人住院治疗，并叮嘱护士照顾老人日常生活。出院后，他给老人买了回家的车票，还悄悄地把20元钱塞进老人的口袋里……

这样的故事数不胜数，在口碑相传中，李维洲成为在全省乃至全国有较高知名度的治疗软组织损伤及骨科疾病的专家。"李氏手法正骨复位疗法"被列入永靖县非物质文化遗产名录，李维洲被患者誉为"甘肃手法第一人"。

积极"传帮带"，做好传承保护

为了让博大精深的祖国医学发扬光大，让祖辈流传下来的非物质文化遗产发挥应有的作用，李维洲还积极培养年轻的医师。他一方面把自己多年来总结的学习经验毫无保留地传授给他们，一方面注重培养他们的奉献精神和医德医风。他始终以身作则、言传身教，用良好的医德医风熏陶学生，培养他们尊重患者、助人为乐的高尚品质。他带过的实习学生都受益匪浅，既学到了知识，又懂得了许多做人、做事的道理。

令李维洲欣喜的是，他所带教的几十名学生已经在甘肃省多个地区应用手法复位疗法为患者服务。

40多年来，李维洲不断提高自身专业技能，在医学领域中积极求索，先后在国际、国内发表《手法复位治疗腰椎间盘突出症106例》《手法复位治颈椎病630例疗效观察分析》等20篇学术论文；撰写《软组织损伤手法治疗》专著1部，获永靖县政府"科技进步奖"。针对他的先进事迹，甘肃多家权威媒体进行了多次专题报道，并给予高度评价。2009年8月，李维洲副主任医师被录入中共永靖县委党史研究室编撰的《永靖县人物风采录》。

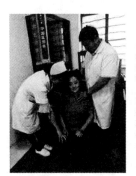

●后记

大医有魂、大爱无疆，李维洲用精湛的医术解除了一个又一个患者的病痛，包用诚挚的爱温暖了一个又一个患者的心灵。医者父母心在他身上得到了很好地诠释。他的一言一行无不体现着一位优秀医务工作者的风范。

李维洲：用真心和"绝活"为百姓健康坚守一生

人物简介

李维洲，甘肃省永靖县人，副主任医师，中医高级按摩师，"李氏手法正骨复位疗法"传承人。曾任永靖县卫生局副局长、永靖县人民医院副院长、永靖县妇幼保健院院长等职务。曾多次获永靖县卫生局、永靖县人民医院"优秀医务工作者""先进工作者""先进个人"等荣誉称号，2015年获得第二届甘肃医师奖。

患者的事就是自己的事

一座庭院，三层小楼，无数锦旗，这里是甘肃省永靖县李维洲诊所！本文的主人公就是这位年逾花甲、博学多才、术有专长的医者——李维洲。

李维洲出身医学世家，从小就深受祖辈的熏陶，对医学有着极高的天赋。1977年，从兰州医学院医疗系毕业后，李维洲一头扎进农村广阔的天地。

"为医先为人"，李维洲常对身边的人说："医生要讲道德、讲良心。给患者看病，就得把病人的痛苦和自己联系起来，学会换位思考，就会知道病人需要什么。"

在永靖县陈井乡卫生院工作的十年间，李维洲不分白天黑夜，不论数九寒冬，还是酷热盛夏，身背出诊箱，走乡串户，翻山越岭，把足印留在了该乡12个村，132个社，家家户户都知道李维洲医生技术过硬，服务态度好，大家都亲切地喊他为"李大夫"。

永靖县西河镇白川村有一个患儿患有肾病，并伴有慢性肾功能衰竭，在大医院治疗了一年多，病情时重时轻，孩子的父母为了给孩子治病，变卖了家里所有值钱的东西，连仅有的一头耕地的毛驴都卖掉了，同时借了很多的债，但患儿的病仍然没有好转。对患儿一家的境遇，李维洲看在眼里，记在心里，他用他几年积攒下来的工资，赞助了患儿几千元钱，患儿在大医院进行正规治疗的同时，李维洲还四处搜集中药偏方，多方找关系给患儿治疗。

　　同事总调侃李维洲：谁的事你都放在心上！但在李维洲看来，帮助别人是积德，资助别人是行善。对于有困难的患者或者百姓，李维洲总是有力出力，有钱出钱，从来不求回报。

　　对工作精益求精，恪尽职守，对病人满腔热情，极端负责。李维洲以高超的医术和一颗真诚的心，赢得了广大患者的信任和社会的认可，他的事业如同他的做人、做医生一样，一步一个脚印，从容不迫，而且坚实有力。

　　在工作的几十年间，他被上级行政部门先后调到县卫生防疫站、县人民医院、县妇幼保健医院、县卫生局工作。然而，无论自己的岗位如何改变，李维洲始终把病人放在第一位。

　　辞去院长职务，一心为患者治疗。除了是乡亲们口中的"李大夫"，李维洲还是"李氏手法正骨复位疗法"的传承人。工作期间，他注意到，农民在劳作中容易发生跌打损伤、腰腿痛、扭腰岔气等现象，中医、西医治疗效果都不明显。看到平时一个个矫健活泼、生龙活虎的村民被疾病折磨的痛苦表情，李维洲的心情十分沉重，因此，他一边工作，一边学习手法正骨复位治疗，致力于李氏手法正骨复位疗法的理论研究和临床诊治，凭借扎实的医学基础和西医解剖学功底，李维洲逐渐形成了独特的"李氏手法正骨复位疗法"。

　　据李维洲介绍，"手法正骨复位疗法"是治疗腰椎间盘突出症的综合疗法，综合了传统医学和祖国医学的精华，先用中药熏蒸，达到舒筋活络、祛风散寒、补肾壮阳、通气活血、祛痹化瘀、散解粘连之功效，然后根据传统医学"筋出槽，骨错缝"的理念，应用杠杆的原理，用手法将腰椎间盘及周围组织进行复位，达到纠正脊椎生理弧度，分离神经根的粘连，促进血液循环，消除无菌性炎症，解除神经根受压，使髓核部分全部还纳，使损伤组织迅速修复。

　　"我的手法说起来简单，但源远流长，最早始于清乾隆年间。"李维洲介绍，这一手法创始人李皓鹏出身于书香门第，潜心医术，通过临床实践，掌握了正骨手法的精要，在乡间医治各种骨伤、肌肉拉伤、关节错位等骨伤科疾病的过程中，逐渐形成"李氏手法正骨复位疗法"的基础。后经历代传人，形成了"李氏手法正骨学"框架，传至李维洲时已是第6代。

然而，由永靖县人民医院副院长提升为县妇幼保健院院长后，面对众多求医者，尤其是从全国各地慕名而来的患者，作为院长的他却明显感觉到职位对临床治疗的干扰，繁杂的日常行政事务占用他很多时间，耗费了他相当多的精力，使他对患者的诊治和学术研究颇受影响。2012年，李维洲做了一个不同寻常的决定，辞去现有的职务，开办"腰椎间盘突出专科门诊"，以方便全身心地投入临床治疗工作，为更多的病痛患者解除疾苦。

湖北省监利县患者董杰，在工地劳动时不小心摔伤，导致腰椎间盘突出，无法正常走路，在当地治疗了一年多，疗效不佳。患者在朋友的介绍下去找李维洲医生治疗，路途遥远，患者在途中应不慎将钱物丢失，身无分文，然而，这并没有影响李维洲对患者的治疗，经过几天的治疗与康复，患者行走自如，活动敏捷。李维洲医生免了患者所有的治疗费、医药费。患者感激地说："好医生啊，你是我永世不忘的大恩人"。

成都小伙儿樊广超才刚刚32岁，从事面点师工作10多年的他患上了腰椎间盘突出症，病情持续加重，连起床都很困难。经当地多家医院治疗无效后，樊广超从网上得知慕名而来。经过几天正骨复位治疗后，他可以自行起床和走路了，病情基本恢复了。樊广超高兴地对李维洲说："我真有福气，遇见了你这么优秀的医生。"

李维洲名气越来越大，来自全国各地的患者络绎不绝，但他还是不忘自己出身农村，对贫困农民患者施以仁心。很多农村患者来看病，他总是先看病，病愈后能给多少就给多少。有一次，一位老大爷身上揣着20元钱找他看病。为了安慰老人，他收下钱，安排老人住院治疗，并叮嘱护士照顾老人吃喝。出院后，他给老人买了回家的车票，还悄悄地把20元钱塞进老人的口袋里……

这样的故事真是数不胜数，在口碑相传中，李维洲成为全省乃至全国有较高知名度的治疗中医骨伤及骨科疾病的专家。"李氏手法正骨复位疗法"被列入永靖县非物质文化遗产名录；李维洲被患者誉为"甘肃手法第一人"。

积极"传帮带"，做好传承保护

为了让博大精深的祖国医学发扬光大，让祖辈流传下来的非物质文化遗产发挥应有的作用，李维洲还积极培养年轻的医师，他一方面把自己多年来总结的学习经验毫无保留地教授给他们，一方面注意培养他们的奉献精神和医德医风。他始终以身作则，言传身教，用良好的医德医风熏陶学生，培养他们尊重病人、助人为乐的高尚品质。他带过的实习学生都受益匪浅，既学到了知识，又懂得了许多做人做事的道理。

令李维洲欣慰的是，他所带教的几十名学生已经在甘肃省的多个地方应用李氏手法正骨复位疗法为患者服务，而李维洲的女儿也在当地的县人民医院工作。

40多年来，李维洲不断提高自身专业技能，在医学领域中积极求索，先后在国际、国内发表《李氏正骨手法复位治疗腰椎间盘突出症106例》《李氏正骨手法复位治颈椎病630例疗效观察分析》等20篇学术论文；撰写《中医骨伤手法治疗》专著1部，获永靖县政府"科技进步奖"；他的先进事迹和医疗科研在甘肃多家权威媒体进行了多次专题报道并给予高度赞扬。2009年8月，李维洲副主任医师被录入中共永靖县委党史研究室编撰的《永靖县人物风采录》。

后记

大医有魂、大爱无疆，李维洲用精湛的医术解除了一个又一个病人的病痛，也用诚挚的爱温暖了一个又一个病患的心灵。医者父母心在他身上得到了很好的诠释。他的一言一行无不体现了一位优秀医务者的风范。

（《中国社区医师》　王夏玲）

附录四　第五批临夏回族自治州非物质文化遗产项目

2021年5月28日，"永靖县李氏正骨复位疗法"获得临夏回族自治州第五批非物质文化遗产项目，同时李维洲被列为临夏回族自治州非物质文化遗产保护项目代表性传承人。

临夏回族自治州人民政府文件

临州府发〔2021〕27号

临夏回族自治州人民政府
关于公布第五批州级非物质
文化遗产代表性项目名录的通知

各县（市）人民政府，州政府各部门：

根据《中华人民共和国非物质文化遗产法》《甘肃省非物质文化遗产条例》有关要求，在各县（市）推荐申报、专家评审和网上公示等程序的基础上，由州文化广电和旅游局负责依法依规确定的临夏州第五批州级非物质文化遗产代表性项目名录（共计14项），已经州人民政府批准，现予公布。

各县（市）、各部门要认真贯彻"保护为主、抢救第一、合理利用、传承发展"的工作方针，科学制定项目保护规划，明确目标责任，落实保护措施，切实做好非物质文化遗产的保护、管理和利用工作，为继承和弘扬中华民族优秀传统文化、建设幸福美好新临夏作出新贡献。

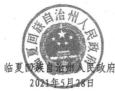

临夏回族自治州人民政府
2021年5月28日

临夏州第五批州级非物质文化遗产
代表性项目名录

序号	编号	项目名称	保护单位
1	II	花儿（炳灵寺花儿会）	永靖县文化馆
2	VI	丁氏流星锤	临夏市非物质文化遗产保护中心
3	VII	永靖彩绘	永靖县文化馆
4	VIII	永靖王氏打铁花	永靖县文化馆
5	VIII	临夏酿皮子制作技艺	临夏市非物质文化遗产保护中心
6	VIII	泥塑技艺	积石山县马福仁传统泥塑文化有限公司
7	VIII	皇幡宝伞制作技艺	积石山县非物质文化遗产保护中心
8	VIII	齐家治玉	广河县陇玉文化发展有限公司
9	VIII	剪纸（广河剪纸）	广河县文化馆
10	VIII	刺绣（广河刺绣）	广河县文化馆
11	VIII	制陶技艺	广河县文化馆
12	IX	永靖县李氏正骨复位疗法	永靖县副主任医师李维洲诊所
13	X	三泡台盖碗茶（临夏市）	临夏市艾米尔清真食品有限责任公司
14	X	东乡族盖碗茶	东乡县文化馆

常用李氏手法正骨复位

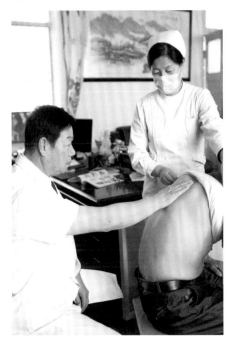
彩图1 摸法

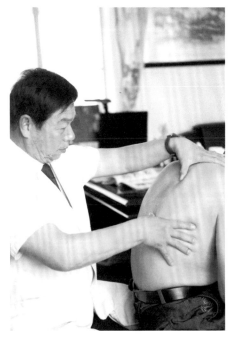
彩图2 拔法

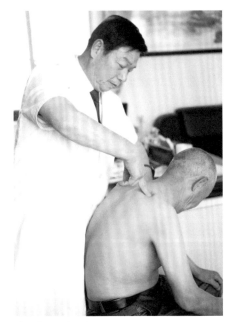
彩图3 按法

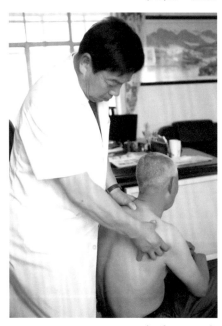
彩图4 理法

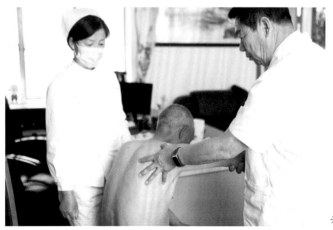

彩图5　捏法

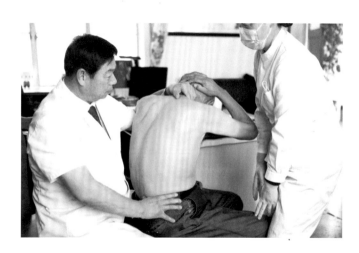

彩图6　扳法

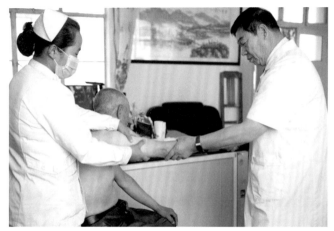

彩图7　扡法

中药熏蒸过程

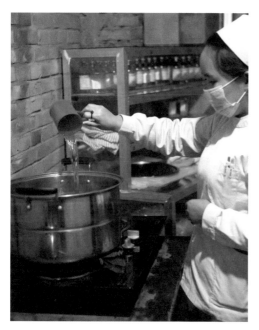

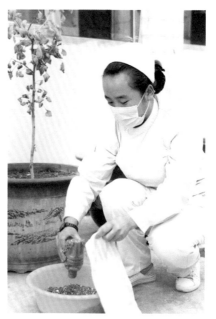

彩图8　中药包的制作

彩图9　熏蒸锅的原料配置

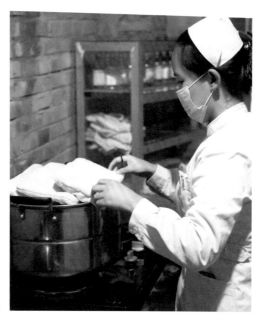

彩图10　蒸中药包

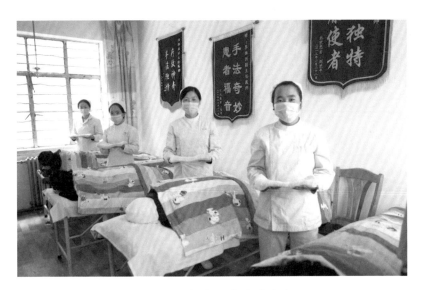

彩图 11　中药熏蒸前的准备

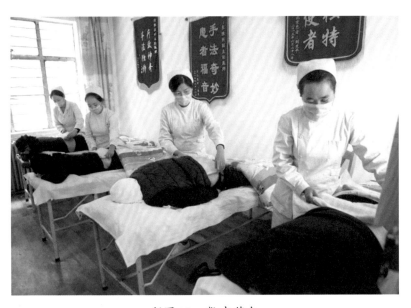

彩图 12　敷中药包